卫生部"十二五"规划教材　全国高等中医药院校教材

全国高等医药教材建设研究会规划教材

供中西医临床医学专业用

中西医全科医学导论

主　编　姜建国

副主编　李俊伟　宫晓燕　唐启盛

主　审　王新陆

编　委（以姓氏笔画为序）

王晓峰（新疆维吾尔自治区中医医院）　　姜昌镐（延边大学附属医院）

尹克春（广州中医药大学）　　　　　　　姜建国（山东中医药大学）

曲明阳（大连医科大学）　　　　　　　　顾　勤（南京中医药大学）

苏润泽（山西中医学院）　　　　　　　　翁宁榕（福建中医药大学）

杨丽萍（河南中医学院）　　　　　　　　郭　栋（山东中医药大学）

李俊伟（浙江中医药大学）　　　　　　　唐启盛（北京中医药大学）

陈泽林（天津中医药大学）　　　　　　　覃琥云（成都中医药大学）

张　敏（上海中医药大学）　　　　　　　魏　嵋（泸州医学院）

宫晓燕（长春中医药大学）

秘书　郭　栋（兼）

人民卫生出版社

图书在版编目（CIP）数据

中西医全科医学导论/姜建国主编. —北京：
人民卫生出版社，2012.7
ISBN 978-7-117-15889-3

Ⅰ.①中… Ⅱ.①姜… Ⅲ.①疾病－中西医结合疗法
－教材 Ⅳ.①R45

中国版本图书馆 CIP 数据核字（2012）第 098415 号

门户网：www. pmph. com	出版物查询、网上书店
卫人网：www. ipmph. com	护士、医师、药师、中医师、卫生资格考试培训

中西医全科医学导论

主　　编：姜建国
出版发行：人民卫生出版社（中继线 010-59780011）
地　　址：北京市朝阳区潘家园南里 19 号
邮　　编：100021
E - mail：pmph @ pmph. com
购书热线：010-67605754　010-65264830
　　　　　010-59787586　010-59787592
印　　刷：北京市后沙峪印刷厂
经　　销：新华书店
开　　本：787×1092　1/16　印张：11
字　　数：247 千字
版　　次：2012 年 7 月第 1 版　2012 年 7 月第 1 版第 1 次印刷
标准书号：ISBN 978-7-117-15889-3/R · 15890
定　　价：19.00 元

打击盗版举报电话：010-59787491　E-mail：WQ @ pmph. com
（凡属印装质量问题请与本社销售中心联系退换）

出版说明

在国家大力推进医药卫生体制改革，发展中医药事业和高等中医药教育教学改革的新形势下，为了更好地贯彻落实《国家中长期教育改革和发展规划纲要（2010—2020年）》和《医药卫生中长期人才发展规划（2011—2020年）》，培养传承中医药文明、创新中医药事业的复合型、创新型高等中医药专业人才，根据《教育部关于"十二五"普通高等教育本科教材建设的若干意见》，全国高等医药教材建设研究会、人民卫生出版社在教育部、卫生部、国家中医药管理局的领导下，全面组织和规划了全国高等中医药院校卫生部"十二五"规划教材的编写和修订工作。

为做好本轮教材的出版工作，在教育部高等学校中医学教学指导委员会和原全国高等中医药教材建设顾问委员会的大力支持下，全国高等医药教材建设研究会、人民卫生出版社成立了第二届全国高等中医药教育教材建设指导委员会和各专业教材评审委员会，以指导和组织教材的编写和评审工作，确保教材编写质量；在充分调研的基础上，先后召开数十次会议对目前我国高等中医药教育专业设置、课程设置、教材建设等进行了全方位的研讨和论证，并广泛听取了一线教师对教材的使用及编写意见，汲取以往教材建设的成功经验，分析历版教材存在的问题，并引以为鉴，力求在新版教材中有所创新，有所突破，藉以促进中医药教育教学发展。

根据高等中医药教育教学改革和高等中医药人才培养目标，在上述工作的基础上，全国高等医药教材建设研究会和人民卫生出版社规划、确定了全国高等中医药院校中医学（含骨伤方向）、中药学、针灸推拿学、中西医临床医学、护理学、康复治疗学7个专业（方向）133种卫生部"十二五"规划教材。教材主编、副主编和编者的遴选按照公开、公平、公正的原则，在全国74所高等院校2600余位专家和学者申报的基础上，近2000位申报者经全国高等中医药教育教材建设指导委员会、各专业教材评审委员会审定和全国高等医药教材建设研究会批准，被聘任为主审、主编、副主编、编委。

全国高等中医药院校卫生部"十二五"规划教材旨在构建具有中国特色的教材建设模式、运行机制，打造具有中国特色的中医药高等教育人才培养体系和质量保障体系；传承、创新、弘扬中医药特色优势，推进中医药事业发展；汲取中医药教育发展成果，体现中医药新进展、新方法、新趋势，适应新时期中医药教育的需要；立足于成为我国高等中医药教育的"核心教材、骨干教材、本底教材"和具有国际影响力的中医药学教材。

全套教材具有以下特色：

1. 坚持中医药教育发展方向，体现中医药教育教学基本规律

注重教学研究和课程体系研究，以适应我国高等中医药学教育的快速发展，满足21世纪对高素质中医药专业人才的基本要求作为教材建设的指导思想；顶层设计和具体方案的实施严格遵循我国国情和高等教育的教学规律、人才成长规律和中医药知识的传承规律，突出中医药特色，正确处理好中西医之间的关系。

2. 强化精品意识，体现中医药学学科发展与教改成果

全程全员坚持质量控制体系，把打造精品教材作为崇高的历史使命和历史责任，以科学严谨的治学精神，严把各个环节质量关，力保教材的精品属性；对课程体系进行科学设计，整体优化，基础学科与专业学科紧密衔接，主干学科与其他学科合理配置，应用研究与开发研究相互渗透，体现新时期中医药教育改革成果，满足 21 世纪复合型人才培养的需要。

3. 坚持"三基五性三特定"的原则，使知识点、创新点、执业点有机结合

将复合型、创新型高等中医药人才必需的基本知识、基本理论、基本技能作为教材建设的主体框架，将体现高等中医药教育教学所需的思想性、科学性、先进性、启发性、适用性作为教材建设的灵魂，将满足实现人才培养的特定学制、特定专业方向、特定对象作为教材建设的根本出发点和归宿，使"三基五性三特定"有机融合，相互渗透，贯穿教材编写始终。以基本知识点作为主体内容，适度增加新进展、新技术、新方法，并与卫生部门和劳动部门的资格认证或职业技能鉴定标准紧密衔接，避免理论与实践脱节、教学与临床脱节。

4. 突出实用性，注重实践技能的培养

增设实训内容及相关栏目，注重基本技能和临床实践能力的培养，适当增加实践教学学时数，并编写配套的实践技能（实训）教材，增强学生综合运用所学知识的能力和动手能力，体现医学生早临床、多临床、反复临床的特点。

5. 创新教材编写形式和出版形式

（1）为了解决调研过程中教材编写形式存在的问题，除保障教材主体内容外，本套教材另设有"学习目的"和"学习要点"、"知识链接"、"知识拓展"、"病案分析（案例分析）"、"学习小结"、"复习思考题（计算题）"等模块，以增强学生学习的目的性和主动性及教材的可读性，强化知识的应用和实践技能的培养，提高学生分析问题、解决问题的能力。

（2）本套教材注重数字多媒体技术，相关教材增加配套的课件光盘、病案（案例）讲授录像、手法演示等；陆续开放相关课程的网络资源等，以最为直观、形象的教学手段体现教材主体内容，提高学生学习效果。

本套教材的编写，教育部、卫生部、国家中医药管理局有关领导和教育部高等学校中医学教学指导委员会、中药学教学指导委员会相关专家给予了大力支持和指导，得到了全国近百所院校和部分医院、科研机构领导、专家和教师的积极支持和参与，谨此，向有关单位和个人表示衷心的感谢！希望本套教材能够对全国高等中医药人才的培养和教育教学改革产生积极的推动作用，同时希望各高等院校在教学使用中以及在探索课程体系、课程标准和教材建设与改革的进程中，及时提出宝贵意见或建议，以便不断修订和完善，更好地满足中医药事业发展和中医药教育教学的需要。

全国高等医药教材建设研究会

第二届全国高等中医药教育教材建设指导委员会

人民卫生出版社

2012 年 5 月

第二届全国高等中医药教育教材建设指导委员会名单

全国高等中医药院校中西医临床医学专业教材
评审委员会名单

6

前　言

为了更好地适应新形势下全国高等中医药教育教学改革和发展的需要，培养传承中医药文明、创新中医药事业的复合型、创新型高等中医药专业人才，按照全国高等中医药院校各专业的培养目标，在全国高等医药教材建设研究会、全国高等中医药教育教材建设指导委员会的组织规划下，确立本课程的教学内容并编写了本教材。

本教材为培养既有中医学素质，又具备全科医学知识的高级中医人才而编写。力求使中医药院校学生较为全面地了解全科医学的基本理论、基本内容和基本方法，以及中医学的全科医学思想，为进一步学习其他有关全科医学课程，为将来能够胜任基层医疗工作打下基础。

本教材编写的指导思想是：突出中医特色，突出全科理念。本教材的编写始终遵循求实创新的原则，既坚持传承和发展中医学优势特色，又充分体现包容性和创新性。围绕中医学和全科医学的特点及切入点，运用中医学独特的理论和技术去丰富全科医学，同时运用全科医学的理念与模式去发展中医学。

本教材分为八章：第一章为绪论，主要介绍全科医学的产生背景、哲学基础、中医学与全科医学的相关性；第二章为全科医学简介，主要介绍全科医学、全科医生、全科医疗的基本知识；第三章为中医全科医学，主要介绍中医学中的全科医学思想，包括定义与背景、定位与作用、优势与特点等；第四章为中医全科医疗的服务模式，介绍了中医全科医疗的诊疗思维模式、因人制宜的个体化诊疗和以家庭为单位的服务模式；第五章为中医全科医学预防保健，主要介绍预防保健的基本理论和常用方法；第六章为中医全科医疗的法律问题，主要介绍相关的法律制度和常见的法律问题；第七章为社区中医药服务与管理，主要介绍社区中医药服务的形式目标、健康档案管理、转诊制度等；第八章为社区常见健康问题的中医药认识与照顾，主要介绍社区中医药服务的全科认识、适宜技术和常见健康问题中医全科照顾。

本教材第一章由李俊伟、杨丽萍编写，第二章由杨丽萍、曲明阳、姜昌镐编写，第三章由姜建国、郭栋编写，第四章由顾勤、翁宁榕、尹克春编写，第五章由宫晓燕、王晓峰编写，第六章由魏嵋编写，第七章由张敏、覃琥云编写，第八章由唐启盛、陈泽林、苏润泽编写，最后由姜建国统一审改，王新陆审核定稿。

全科医学属于新生医学，如何将中医学的基本理论、诊疗特色，与全科医学的基本理念、诊疗模式进行比较、互补，乃至融合，是一个全新的课题。因此，本教材属于初期探索性质的"导论"，如存在不妥之处，在此真诚地希望广大师生在使用中提出宝贵的意见和建议，以期再版时进一步完善。

编　者

2012 年 5 月

目　　录

第一章　绪　论

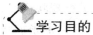

学习目的

　　通过了解全科医学发展史、比较全科医学与中医学的哲学基础，探析中医学与全科医学的相关性，进一步理解全科医学产生的必然性，从哲学层面和现实需求角度，领会中医学与全科医学结合的必要性。

学习要点

　　全科医学产生的背景、中医学与全科医学的相关性。

第一节　全科医学产生与发展的历史和背景

　　全科医学亦称家庭医学，是一门面向个人、家庭和社区，整合临床医学、预防医学、康复医学以及人文社会科学相关内容于一体的综合性医学专业学科；其范围涵盖了不同年龄、性别、各个器官系统以及各类健康问题。其主旨是强调以人为中心、以家庭为单位、以整体健康的维护与促进为方向的长期负责式照顾，并将个体与群体健康照顾融为一体。

　　全科医学起源于18世纪的欧美，而正式建立于20世纪60年代的美国，此后在世界范围内蓬勃发展，20世纪80年代后期引入我国。全科医学因拥有自己独特的学术领域、临床思维、态度及其照顾方式，而不能够被其他医学专科所替代。

　　我国实施"中西医并重"的卫生方针，在全科医学的实践中充分体现中西医结合的原则，形成了我国独具特色的社区卫生服务体系。

一、国外全科医学产生与发展的历史

（一）通科医生时代

　　全科医学是在通科医疗的基础上发展起来的。18世纪初期，欧洲开始出现少数经过正规训练且以行医为终身职业的医生，这些医生仅为少数贵族阶层服务，被称为"贵族医生"。其余大多数为公众提供疾病治疗的服务者被称为"治疗者"（healers/therapists），他们将行医作为副业，大多凭自己的经验和手艺为公众提供治疗服务。18世纪中期，一些"贵族医生"随着移民潮进入北美，并以个人开业的方式面向公众提供医疗服务。由于开业医生数量有限，无法满足不断增长的医疗服务需求，使得他们不得不向患者提供诸如验尿、配药、缝合等多项服务，这就是全科医生最早的雏形。19世纪初，英国Lancet杂志首次将这种具有多种技能的医生命名为通科医生（general practitioners，GPs），从此通科医疗快速发展。当时这些通科医生大多在社区独立开业行医，只

有少数在为数不多的医院工作。尽管当时医疗水平不高，但他们生活在社区居民之中，能解决病人及其家庭的一般健康问题，受到居民的尊敬，在社区享有很高的威望。一直到19世纪末，通科医生仍占据西方医学的主导地位。

（二）专科化的兴起与通科医疗的衰落

19世纪末，化学、物理学、生物学、解剖学、生理学及细菌学等基础学科的发展，为医学奠定了科学基础。由于医学知识的迅速发展，医疗技术的系统化发展和药品种类的增多，医疗重点从社区转向医院，导致临床医疗专业的分化，专科医疗开始发展。1910年，美国著名教育学家 Abraham Flexner 通过对约100所医学院校进行现状调查，发表了一篇具有历史意义的考察报告——《加强生物医学教育》。该报告极力主张加强生物医学的研究和教学，同时，高度肯定和推荐 Johns Hopkins 医学院按专科进行教学的做法。由于这一报告的影响，从此各医学院校根据专科重新组织教学，1917年眼科学会首先成立，专科医疗成为医学的主导。

专科医疗服务模式的成功，使得以医院疾病为中心、以专科医生为主导、以消灭生物学疾病为目标的生物医学模式取得了统治性地位。由于医院里装备了各种先进的仪器设备，集中了一大批掌握现代医学知识和专科技能的专家，吸引了越来越多的病人，社区中的通科医生受到社会冷落，数量逐渐减少，其与专科医生的比例从1930年的4：1降到1970年的1：4，通科医疗逐渐衰落。

（三）专科与全科协调发展阶段

随着专科化的过度发展，其服务模式的内在缺陷也越来越引起人们的关注。通科医疗的重要性又重新受到重视，并被赋予新的内涵。医学界的反应非常迅速，英国、美国等相继成立了全国性全科医师学会，到20世纪60～70年代，美国家庭医师学会（AAFP）将通科医生改称为"家庭医师（family physician）"，还将他们的服务称为家庭医疗（family practice），将其赖以实践的知识基础称为"家庭医学"（family medicine），这意味着一个新的临床二级学科的建立。1969年，家庭医学在美国被批准为第20个医学专科。至此，全科医疗迈入了专业化之列。

1972年，世界全科/家庭医师学会（World Organization of Family Doctors，WONCA）在澳大利亚墨尔本正式成立，并以其出色的活动大大促进了全科医学在世界各地的发展。后来，美国、英国和加拿大等国又建立了相应的全科医学住院医师规范化培训，全科医学在世界范围内蓬勃发展起来。

二、全科医学在我国的发展

全科医学模式自1988年9月由世界全科/家庭医师学会（WONCA）引入我国以来，深受政府的重视，将其视为实现"2000年人人享有卫生保健"的重要途径。WONCA 的著名学者 Dixon 教授说过："任何国家的医疗保健系统若不是以受过良好的训练、采用现代方法的全科医生为基础，便注定要付出高昂的失败的代价"。我国的卫生事业正面临着人口老龄化进程中的老年病、慢性病、慢性非传染性疾病的日益增多，卫生资源的分布利用不合理，同时也伴随着人们对卫生服务的要求越来越高、医疗费用上涨与人类总体健康状况改善之间的成本效益矛盾日渐突出，这些都表明全科医学是医学模式发展的必然结果，同时预示着我国全科医学事业有着广阔的市场和发展前景。

我国全科医学发展大致经历了以下四个时期。

1. 宣传、开发、引进阶段（20 世纪 80 年代末～90 年代初） 1992 年成立中华全科医师学会。

2. 自发实践与理论研究阶段（20 世纪 90 年代初～1996 年底） 在浙江的江山市、山西永青开办了家庭医生门诊点。

3. 理论体系的成熟阶段（1996～2005 年） 经过了十几年的探索和研究，至 2000 年 12 月全国全科医学教育工作会议的召开，标志着我国全科医学教育工作的全面启动和开展。1996 年 12 月，十部委联合下发"大力开展社区卫生服务，发展全科医学"的文件；1997 年 1 月 15 日，国务院"关于卫生改革与发展的决定"中指出："改革城市卫生服务体系，积极发展社区卫生服务，逐步形成功能合理、方便群众的卫生服务网络"，同时还指出，"要加快发展全科医学，培养全科医生"。这是我国政府第一次在中央文件中明确把发展社区卫生服务作为今后若干年内卫生改革的重要内容，而以全科医学为核心培养专业化的全科医生，则成为社区卫生服务人力建设的关键环节。

4. 理论到实践发展阶段（2005 年至今） 2006 年 2 月国务院出台的《国务院关于发展城市社区卫生服务的指导意见》的出台，标志着我国的社区卫生服务的发展提高到一个新的台阶。2011 年 7 月国务院下发《国务院关于建立全科医生制度的指导意见》（国发〔2011〕23 号）明确指出我国建立全科医学制度的总体目标是：到 2020 年，在我国初步建立充满生机和活力的全科医生制度，基本形成统一规范的全科医生培养模式和"首诊在基层"的服务模式，全科医生与城乡居民基本建立比较稳定的服务关系，基本实现城乡每万名居民有 2～3 名合格的全科医生，全科医生服务水平全面提高，基本适应人民群众基本医疗卫生服务需求。

三、全科医学产生和发展的背景

全科医学产生和发展的背景，主要有以下六个方面。

（一）人口迅速增长与老龄化

第二次世界大战以后，世界各国经济条件普遍改善，卫生事业的迅速发展使人口死亡率显著下降，促进了世界人口迅速发展。另外，由于增长的人口相对集中于现代化大都市，使生活空间过度拥挤，教育、卫生等公共设施明显不足，导致了许多新的公共卫生与社会问题。在世界人口迅速增长的同时，老龄化问题日趋严重，许多国家已经进入老龄化社会，我国在 2000 年已正式宣布进入老龄化社会。

人口老龄化是当今世界重大的社会问题。一方面，进入老年后生理功能衰退，慢性病增多；社会地位和家庭结构的变化，心理情感上的问题日渐增多，这些变化使老年人的生活质量全面下降。另一方面，老龄化也带来一些社会经济问题，如劳动年龄人口比重下降，赡养系数增大。而现在高度专科化的生物医学因其医疗服务的狭窄性、片面性和费用昂贵，已不能解决这些问题。如何在社区发展各种综合性、经常性的医疗保健照顾，帮助老年人全面提高生活质量，已成为各国公众和医学界共同关注的热门话题。

（二）疾病谱和死因谱的变化

到 20 世纪 80 年代，由于社会的进步，生物医学防治手段的发展与公共卫生的普及，以及营养状态的普遍改善，传染病和营养不良在疾病谱和死因谱上的顺位逐渐下降，而慢性退行性疾病、与生活方式及行为有关的疾病成为影响人类健康的主要疾病，心脑血管疾病、恶性肿瘤以及意外死亡已经成为世界各国居民共同的前几位死因。

由于疾病谱和死因谱的变化，对医疗服务模式提出了更高的要求。各种慢性疾病发病机制复杂，常涉及身体的多个系统、器官，而且与生活习惯、行为方式、心理、社会因素等有关，这就要求医生能够提供长期的、连续的，而且是综合性的医疗保健服务，目前专科医疗无法承担这一重任，能够提供这种服务的只有全科医学。

（三）医学模式的转变

医学模式是指医学整体上的思维方式或方法，即以何种方式解释和处理医学问题，又称为"医学观"。医学模式受到不同历史时期的科学、技术、哲学和生产方式等方面的影响，在历史上曾经有过多种不同内容的医学模式，例如古代的神灵主义医学模式、自然哲学医学模式；近代的机械论医学模式；现代的生物医学模式（biomedical model），及生物—心理—社会医学模式（biopsycho-social medical model）。

1. 生物医学模式　生物医学模式是对现代医学发展影响最大的医学模式。生物医学模式用生物学的方法研究和解释医学，把人作为生物机体进行解剖分析，致力于寻找每一种疾病特定的生理病理变化，并发展相应的生物学治疗方法。在特定的历史阶段对防治疾病、维护人类健康作出了巨大贡献。迄今为止，生物医学模式一直是医学科学界占统治地位的思维方式，也是大多数专科医生观察处理自己领域问题的基本方法。但该模式无法解释某些疾病的心理社会病因，以及疾病造成的种种身心不适，无法解释生物学与行为科学的相关性；更无法解决慢性病人的心身疾患和生活质量降低等问题。随着疾病谱的转变和病因病程的多样化，生物医学模式的片面性和局限性日益显现。越来越多的人认识到企图用直线式的简单还原方法去解决全方位的复杂人类健康问题，变得越来越难以奏效。

2. 生物—心理—社会医学模式　生物—心理—社会医学模式首先由美国医生 G. L. Engle 于 20 世纪 70 年代提出的。该模式认为人的生命是一个开放系统，通过与周围环境的相互作用以及系统内部的调控能力决定健康状况，生物医学仍是该模式的基本内容之一，但其还原方法却被整合到系统论的框架中，与整体方法协调使用。这种医学模式，与中医学的整体观念颇为吻合。全科医学就是这一模式在卫生服务中发展和运用的重大成果。

（四）卫生经济学的压力

首先是医药费用上升过快。医药费用的迅速增长使政府、单位和个人难以承受。医疗手段的高科技化、过度专科化医疗的服务模式、不规范的药物营销和使用，是医疗费用猛涨的主要原因。其次是世界各国普遍存在卫生资源分布的不均衡，城市远远多于农村。在我国，70％左右的人口在农村，但农村拥有的卫生资源仅占总数的20％。在城市，卫生资源过分向大医院集中，基层医院和社区卫生服务机构人、财、物等卫生资源相当缺乏。医疗资源中85％以上被用于危重病患者，仅有少部分用于成本效果好的基层卫生和公共卫生服务。第三是医疗卫生服务享用不合理，我国有相当一部分的贫困人口不能得到很好的医疗服务，而另一方面也存在着过度使用医疗服务和严重浪费的问题。这些卫生经济学方面的压力，都迫切需要深化改革，从卫生服务体系、服务模式等根本问题上寻找出路。

由于以上种种原因，以致在 20 世纪 50 年代后期，世界医学界掀起了一场医疗服务模式改革的浪潮，全科医学被推到了改革的前沿。

第二节　全科医学与中医学的哲学基础

一、现代全科医学的哲学基础

（一）传统生物医学的哲学基础

二元论由法国哲学家笛卡尔提出，其主张世界有精神和物质两个独立本原，精神和物质是两种绝对不同的实体。它在哲学上割裂了物质和精神的关系，不能科学地解决世界的本质问题；在医学上又否认生理与心理的统一，是一种企图调和唯物主义和唯心主义的哲学观点，与中医学中的形神统一观念是相悖的。机械论认为，宇宙是一个巨大的机械系统，生命活动是机械运动。牛顿的经典力学思想为机械论提供了以分门别类、静态纵向研究方式为特征的认识方法。它反对宗教神学，坚持唯物主义，具有历史进步性，但它用力学定律解释一切自然现象，孤立、静止、片面的认识世界，与中医学整体观和辨证论治的唯物医学观背道而驰。还原论认为科学的本质是以经验为基础建立科学理论，科学理论的正确与否是看它能否得到证实。英国哲学家培根所提出的经验论和归纳法是近代生物医学的认识工具，他认为一切认识来源于感觉和经验，通过理性认识才能把握事物本质，而实验科学的兴起，为理性认识世界提供了条件。医学研究人员采用自然科学技术方法研究人体和医学问题，大大拓展了医学认识领域，促进了医学的快速发展。但是，实验科学不能完全解释人体各种生理、病理和心理的问题，因此不同的医学学派产生，为现代全科医学的产生提供了可能。

（二）现代全科医学的哲学基础

全科医学强调要在人的整体水平上来研究疾病和健康，强调要解决疾病和健康问题，首先要理解人体的整体。全科医学的医学观是建立在生物—心理—社会医学模式上的，充分体现了整体医学思想，而整体医学观的哲学基础即是系统整体论。系统整体论是建立在一般系统论基础之上的整体观和整体性的方法论，它吸收了传统整体论从整体上看问题的长处和还原论深入分析的优点，注意克服这两者各自的片面之处，并试图将两者有机地结合起来，从而实现了部分与整体、分析与综合的辩证统一。

还原论的方法是"还其本来面目（cutting them down to size）"，把事物从周围环境中分离出来，尽可能地将它们归纳为简单的、线性的因果关系。系统整体论却相反，常常把事物放回到原来的环境中去研究，并沿着系统的等级层次不断放大问题，直到与问题有关的所有重要关系都包括在内。系统整体论认为：疾病不是单一因果关系链的结果，而是许多因素共同作用的复合物，是人与环境相互作用的产物，它涉及环境（物理、化学、生物、家庭、社会等）、精神（潜意识和意识）和躯体（系统、器官、组织、细胞、分子）等多个方面；疾病不能与患病的人相脱离，患病的人不能与所在的环境相脱离，否则就无法理解疾病和病人；每一种疾患都是不同的，就像每一个病人都不同一样；要在共性中把握规律，在个性中把握特征；躯体和精神是有机联系着的、整体的两个方面，它们相互影响、相互制约，不可分割；医疗服务是医患互动的一种过程，医患关系影响着这一过程的结果和质量,医生和病人都是这一过程的主动参与者。

二、中医全科医学的哲学基础

中医学是在我国古代朴素的唯物观和自发的辩证法思想影响下形成的,中医全科医学秉承了中医学的哲学思想,认为人是有机的整体,人与自然界也是密切联系的整体;强调社会因素和心理因素等,对人体健康和疾病的影响;重视人体脏腑发病的相关性和临床各科疾病的兼通性。这些中医全科医学的特点,都是由其哲学基础所决定的。

(一)元气论

气是中国古代哲学的本体论范畴。《黄帝内经》(简称《内经》)中明确提出了气是世界的本原,是构成万物的基础。东汉王充提出"万物之生,皆禀元气",肯定了天地万物都由元气自然生成。这种元气论思想,为医家探索世界和人体生命本原指明了正确的方向,并作为中医学理论的重要基石,对中医全科医学理论的形成和发展产生了重大的影响。

中医学认为,气在不停地运动和变化,人是一个高度统一的有机体,每一部分的活动都以气为物质基础,在元气论的作用下,中医学将人与自然看成一个不可分割的有机整体。气是人体的物质基础,是人体生成的条件,"人以天地之气生,四时之法成","气聚则形存,气散则形亡。"以气的运动变化来解释人体的生理活动和病理变化,认为气的升降出入运动平衡协调,则能维持人体正常的生理功能。若气的升降出入运动平衡失调,则会产生各种病理的状态。元气论始终把气看成一个连续的、不可分割的整体,因此在元气论的引导下,中医全科临床察色按脉、听声观形、视舌问症、遣方用药等,着重于从整体上调节人体功能。

(二)天人合一整体观

天人合一的整体观念在中国古代哲学中占据主导地位,而中医学受到其影响,形成了医学整体观。《内经》比较系统地揭示了人与自然之间统一的关系,为防治疾病提供了朴素唯物论和辩证法的世界观、方法论。中医全科医学除了认为人体各组成部分之间相互联系和相互作用之外,还特别强调人与天、地、自然之间的密切关系,将人与自然视为具有内在联系的、不可分割的有机整体。"天人合一"作为对人和自然界总的看法,主张把人体的生理、病理现象置于世界万物的总联系网中加以考察和认识。在"天人合一"观念指导下,中医全科医学认为防治疾病必须"法天则地",无论是望、闻、问、切的观察方法,还是针灸、推拿、中药等治疗方法,均是这一观念的具体体现。

(三)阴阳学说

《内经》把天地万物及人看作阴阳二气的生成物,认为"阴阳者,天地之道也,万物之纲纪,变化之父母,生杀之本始,神明之府也"。无论天地万物及人体均是一个充满阴阳对立的有机整体。阴阳学说在中医学中的重要应用就是提出了人体健康的重要标准以及维系健康的重要原则,为治病养生提供了一套行之有效的法则。《内经》指出了人体健康的标准就是"阴平阳秘",即阴阳双方在运动中保持和谐、协调、融洽的关系和状态。疾病乃是人体阴阳失衡的状态,"阴胜则阳病,阳胜则阴病。阳胜则热,阴胜则寒"。如果阴阳偏盛偏衰不及时纠正,进一步发展到有阳无阴或有阴无阳的地步,就会影响生命,出现"阴阳离决,精气乃绝"的危象。中医全科医师无论望、闻、问、切，都应以分清阴阳为首要任务，只有掌握阴阳在辨证中的规律，才能正确分析和判断疾病的阴阳属性。从而调整阴阳，补其不足，泻其有余，恢复阴阳的协调平衡。

（四）五行学说

"五行"是中国古代动态哲学中的范畴之一。五行学说是以木、火、土、金、水五种物质的特点及其"相生"和"相克"的规律来认识世界、解释世界和探求宇宙规律的一种世界观和方法论。五行学说源于五方观念和五材说，认为世界上的事物，都是按照阴阳五行的法则运动变化的，它们之间具有生克和制化的关系，通过这些相互作用的关系，五行整体获得动态平衡，从而维持事物的生存和发展。

中医全科医学运用五行学说认识人体局部、局部与整体、体表与脏腑的有机联系，以及人体与外在环境的统一。以五脏配五行，五脏又联系着自己所属的五体、五官、五志，把机体各部分有机联系在一起。根据五行生克规律阐释机体肝、心、脾、肺、肾五个系统之间相互联系、相互制约的关系，进一步确立了人是一个完整的有机整体的基本观念。五行之间的生、克、乘、侮关系应用于五脏，全面地揭示了五脏之间以至整个人体复杂系统的控制、反馈调节机制。

中医学的哲学依据中"元气论"、"天人合一"观念与全科医学的"整体观"极其相似，"阴阳学说"和"五行学说"与"系统论"有异曲同工之处。将有相近哲学基础的中医学与全科医学共同应用于我国的社区卫生服务，使中国的全科医学实践具备了中西医完美互补和协同发展的特征。

第三节 中医学与全科医学的相关性

全科医学基本特征是将生物医学、心理科学和社会科学有机地整合为一体，突出临床实用性、诊疗简便性和服务个体化，立足于社区和家庭，强调预防为主等，这些都与传统的中医学非常相似。说明了现代的全科医学与古老的中医学这两大生命学科之间，尽管在起源发展、理论概念、诊治方法，包括医学语言等方面有较大的差异，但是对待生命、健康、疾病、医疗等方面，还是具有共同性。

一、中医学的整体观念与全科医学的系统整体论十分相近

整体观念是中医学理论体系的基本特点之一，这一思想是在古代的唯物论和辩证法思想指导下经过长期的临床实践逐步形成的。整体观念认为人是一个有机整体，各组成部分从结构上相互联系，不可分割，在功能上相互协调，在病理上相互影响。人的精神情志活动与机体相互统一，相互联系。人与自然是相互协调的统一整体，自然界包括自然气候与自然社会与人体健康和疾病息息相关，人体与外界环境息息相通。故有"人与自然相应"（《灵枢经·邪客》）之说。

全科医学的系统整体论认为疾病不是单一因果关系的结果，而是许多因素共同作用的复合物，是人与环境相互作用的产物，它涉及环境、精神和躯体等多个方面；疾病不能与患病的人相脱离，患病的人不能与所在的环境相脱离，否则就无法理解疾病和病人；每一种疾患都是不同的，就像每一个人都是不同的一样；要在共性中把握规律，在个性中把握特征；躯体和精神是有机联系着的整体的两个方面，它们相互影响、相互制

约、不可分割；医疗服务是医患互动的一种过程，医患关系影响着这一过程的结果和质量，医生和病人都是这一过程的主动参与者。

全科医学的系统整体论与中医学的整体观念虽不能完全等同，但他们都能以矛盾的观点、联系的观点、运动的观点，辩证唯物地看待人体和疾病关系，都能认识到疾病与躯体、环境（自然）、精神等的密切关系及相互影响，从这方面讲它们是十分相近的。

二、中医学的"治未病"思想与全科医学的"预防为导向"的特征基本一致

中医学历来就重视预防，早在《内经》中就提出了"治未病"的思想，强调"防患于未然"的重要性，孙思邈在《备急千金要方》中曰："上医医未病之病，中医医欲病之病，下医医已病之病"。朱震亨在《丹溪心法》中曰："与其救疗于有疾之后，不若摄养于无疾之先；盖疾成而后药者，徒劳而已。是故已病而不治，所以为医家之怯；未病而先治，所以明摄生之理。夫如是，则思患而损防之者，何患之有哉？此'圣人不治已病治未病'之意也"。并认为"防患于未然"要以内因为主导，可通过锻炼身体达到预防疾病的目的。除"未病先防"以外，还提出"既病防变"的一些措施，如"见肝之病，知肝传脾，当先实脾"等。

"治未病"的未病先防和既病防变两个方面与全科医学中以预防为导向的医疗服务相似，尤其是其三级预防思维，其一级预防与中医的"未病先防"几近一致，二、三级预防与"既病防变"思想基本相同，所以说中医"治未病"的思想与全科医学的以预防为导向的医疗特点基本一致。全科医生的预防医学观念是：①把与个人及其家庭的每一次接触都看成是提供预防服务的良好时机；②把预防服务看成是日常医学实践的重要组成部分；③采用以预防医学为导向的病史记录和健康档案；④个人预防与群体预防相结合；⑤全科医生提供连续性、综合性、协调性、个体化的预防服务；⑥把医学实践的目标直接指向提高社区全体居民的健康水平。

三、中医学与全科医学重视心理因素对人体健康和疾病的作用

中医经典著作《黄帝内经》中对心理精神因素与生理、病理、诊断、治疗和预防的关系，作了比较全面、系统的论述，并详细论述了心理致病的特点和传变规律，以及开导、暗示和以情胜情的治疗法则，奠定了古代医学心理学的理论基础。《素问·上古天真论》提出："恬淡虚无，真气从之，精神内守，病安从来"。中医重视精神活动的理论均从维持人的正常状态出发，把减少消耗、加强再生、保持顺畅、维持稳定作为重要的着眼环节。同时，中医学的内伤七情学说认为，七情太过，可使人体气机紊乱，脏腑阴阳气血失调，是产生疾病的重要因素之一，故有"怒伤肝"、"喜伤心"、"思伤脾"、"忧伤肺"、"恐伤肾"之说。

而全科医学推崇的"生物—心理—社会医学模式"强调人的躯体和精神是有机联系着的一个整体的两个方面，它们相互影响，相互制约，不可分割，特别强调精神心理因素对健康的重要作用，所以两者在心理因素对人体健康和疾病的影响方面是一致的。

四、中医学的医学道德观与全科医学的道德准则十分相似

中国自古就有"医乃仁术"之说，认为"上医医国，中医医人，下医医病"，把治病、救人、济世看作三位一体。其代表孙思邈认为：大医治病，必当安神定志无欲无求，主张见到病人要有大慈恻隐之心，要一视同仁，要敢担风险，不要考虑个人得失，与当代全科医疗道德准则的"救死扶伤"、"实行人道主义"、"全心全意为人民服务"以及创建新型的医患关系、发挥良好的团队协作精神的宗旨都十分吻合。

五、中医学与全科医学在对医生的基本素质和知识结构要求方面是一致的

我国唐代医家孙思邈认为"医乃至精至微之事"，所以学医之人必须做到"博及医源，精勤不倦"，所谓"博及医源"，就是要学医者必须掌握基础医学知识（包括生理、病因、病理、药理、方剂、诊治原则等基础医学理论）和临床各科技术（包括内外妇儿等专业技术）。他还强调"凡欲为大医"，不仅必须熟谙经典著作、各大家的成就，还须旁通各门科学，丰富边缘知识（如儒学、道教、佛教、历史、天文、地理、哲学以及人情往来等），能够寻思妙理，留意钻研，"始可与其言医道者矣"。以上这些认识与全科医学要求全科医生必须掌握医学知识、人文科学知识等以及应具备的各方面能力的观点是非常一致的。

学习小结

1. 学习内容

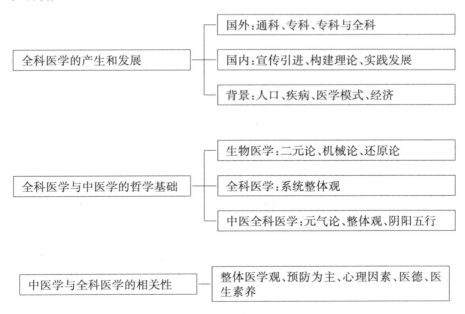

2. 学习方法

通过对中医学与现代全科医学哲学基础的反复比较学习，理解两者哲学基础的相容性。

（李俊伟　杨丽萍）

复习思考题

1. 如何从全科医学发展史来推测我国全科医学的前景？
2. 如何从中医学和全科医学哲学基础的相关性来理解中西医全科医学？

第二章 全科医学简介

学习目的
    通过对全科医学、全科医师和全科医疗的学习，全面掌握全科医学基本概念和基本原则以及六位一体化的服务内涵，达到充分理解和领会全科医学基本服务模式的目的。

学习要点
    全科医学、全科医师和全科医疗的定义、原则及特征。

第一节 全 科 医 学

一、全科医学的定义

全科医学是 20 世纪 60 年代以后在一些发达国家逐步发展起来的一种新的医学理念与医疗服务模式。全科医学因拥有自己独特的学术领域、临床思维、态度及其照顾方式，而不能够被其他医学专科所替代。

全科医学（general practice）又称家庭医学（family medicine），它是在西方通科医生长期实践中逐渐演化而来的、具有独特价值观和方法论的知识和技能体系。1969 年，美国家庭医疗委员会（America Board of Family Practice，ABFP；成立于 1968 年）正式成为美国第 20 个医学专业委员会（主要负责组织专科考试），标志着全科医学学科的诞生，也是该学科建立的一个里程碑。

不同学者对全科医学有着不同的界定。美国家庭医师学会（American Academy of Family Physicians，AAFP）在 1984 年对家庭医学的定义为："家庭医学是一种整合生物医学、行为医学及社会科学的专科，其知识和技能的核心源于传统的开业医师和以家庭为范围的独特领域，而不是以病人的年龄、性别或器官系统的疾病来分科。家庭医学的训练，除了提供以家庭为单位的照顾外，还要对病人负起持续性健康照顾的责任，在医疗系统中担任提供协调病人照顾的独特专业性角色"。

我国学者将全科医学的概念定义为："全科医学是一个面向社区与家庭，整合临床医学、预防医学、康复医学以及人文社会学科相关内容于一体的综合性临床二级专业学科；其范围涵盖了各种年龄、性别、各个器官系统以及各类健康问题/疾病。其主旨是强调以人为中心、以家庭为单位、以整体健康的维护与促进为方向的长期负责式照顾，并将个体与群体健康照顾融为一体"。

全科医学在国际上已逐渐形成了与传统生物医学有明显区别的、具有独特医学观和方法论的、有较系统学科理论的临床学科。全科医学的兴起弥补了当今高度专科化的生物医学的不足，真正实现了现代医学模式的根本性转变。

二、全科医学的研究对象

全科医学在研究对象方面，与传统生物医学有明显的不同。就研究的领域而言，不但包括临床医学、预防医学、康复医学，还包括人文社会学科等相关内容；就服务的对象而言，有个人、家庭和社区；就服务的内容而言，涵盖所有与人的健康有关问题，而不仅仅是疾病。

全科医学所研究的内容具体包括：

1. 社会人的健康问题　以人为中心，以维护其健康为目的，研究每位社会人的特征和需要。

2. 家庭的健康问题　以家庭为单位，研究家庭成员之间的互动关系及其对健康的影响，理解整个家庭的特征和需要。

3. 社区的健康问题　以社区为范围，研究整个社区人群的特征和需要。

4. 全科医师的培养问题　研究全科医师成长规律和全科医师培训规划。

5. 全科医疗的管理问题　研究全科医疗法律法规、服务机构内部的组织与管理、服务质量的管理等。

三、全科医学的学科特点

（一）是一门跨学科、跨领域的临床医学二级学科

全科医学是根据服务对象的健康需求来发展和建设的学科。其涉足的内容非常宽泛，它将临床内、外、妇、儿等医学专科的相关知识、技能与心理学、行为医学、预防医学、医学哲学等学科领域的内容有机地融为一体，为病人提供全方位的健康照顾。所以，全科医学是一门跨学科、跨领域的综合性临床医学学科。从知识体系来看，它包括全科医学理论基础和临床实践两个部分。本书总论部分主要介绍全科医学的理论精髓，包括以人为中心、以家庭为单位、以社区为基础、以预防为导向的健康照顾等，同时还包括临床服务基本技能和服务工具等内容。各论部分主要包括临床诊疗中常见健康问题/疾病的诊断、处理与评价的方法和技术等。与临床专科在特定学科范围向纵深发展不同，全科医学追求的是知识范畴的宽广和丰富。

（二）定位于基层卫生保健服务

世界比较公认的理想的医疗保健体系是金字塔式的三级医疗保健网，全科医疗具有基层医疗和公共卫生服务网络的网底功能，全科医学强调的是对病人的健康、对疾病预防、服务质量、卫生资源的有效利用和伦理问题等全面负责。主要开展六个方面的工作：疾病的首次医学诊断和治疗；心理诊断和治疗；对不同背景、不同疾病阶段的病人提供个性化的帮助；与病人交流有关诊断、治疗、预防和预后的信息；对慢性病病人提供连续性照顾；筛查、教育、咨询和预防性治疗各类疾病。其利用最多的是家庭和社区的卫生资源，以低廉的成本维护大多数民众的健康。所以，全科医学是专门适用于基层医疗保健、社区卫生服务、初级卫生保健领域的医学专科。

（三）强调整体医学观

世界医学的目的由单纯的救死扶伤、对抗疾病和死亡，扩展到促进健康、对抗死

亡、提高生命质量，卫生服务的要求也从 20 世纪的"治疗医学时代"进入 21 世纪的"照顾医学时代"。在疾病的诊疗模式上，也要求"以病人为中心"取代"以疾病为中心"。而全科医学正符合这种发展趋势，它把医学看成为一个整体，主要研究作为一个不可分割的整体人的特性及其健康问题和综合性的干预措施，提供的是全人照顾，强调用系统论和整体论的方法来理解和解决人群的健康问题。全科医学在处理病人健康问题时，是从生理、心理、社会、文化等多维度考虑，为病人提供整体性的多学科的服务。

（四）强调服务艺术

全科医学强调以人为本，以维护病人长远的总体健康为己任，注重人胜于疾病，注重伦理胜于病理，注重满足病人的需要胜于诊疗疾病本身。它在强调技术水平的同时，十分注重将其与服务艺术有机地结合成为一个整体，使医学成为真正的服务于人的科学。

（五）具有地域性和民族特色

由于不同国家的文化背景、社会经济发展水平、疾病谱、医疗保健体系以及医疗保障制度各不相同，各国所实施的全科医学和全科医疗服务也各不相同，存在着明显的地域和民族特点。如我国提出的"中医推进全科医学发展"的模式，强调社区卫生服务机构要增设中医药治疗手段，将中医特色的治疗方法融入慢性病、多发病、常见病等全科医学诊疗范围内，以此来扩大全科医学的内涵。

四、全科医学的基本特征

（一）人性化照顾（personalized care）

以人为中心是全科医学的重要特征之一。全科医学从传统生物医学单纯研究"人的病"转为研究"病的人和健康人"。全科医疗重视人胜于重视疾病，将病人看作是有生命、有感情、有个性的人，而不仅仅是疾病的载体，其照顾目标不仅是寻找有病的器官，更重要的是维护服务对象的整体健康。因此，全科医师应充分考虑和尊重每位病人的生理、心理和社会需求，以人性化的服务调动病人的主观能动性，使之积极参与健康维护和疾病控制过程，从而达到良好的服务效果。

（二）综合性照顾（comprehensive care）

综合性照顾是全科医学为人的健康提供"全方位"或"立体性"照顾的具体体现（图 2-1），表现为：在服务层面上，涉及生理、心理和社会文化各个方面，应用生物—心理—社会医学模式进行临床思考，从多角度认识和解决人的健康问题；在服务范围上，涵盖个人、家庭及社区；在服务的内容上，根据社区居民的健康需求，为其提供预防、医疗、保健、康复、健康教育的一体化服务；在服务对象上，不分年龄、性别和疾病类型，不分器官和科别。

全科医疗的服务项目，在诊疗方面包括一般的内科、门诊外科、妇产科、儿科、眼科、皮肤科、耳鼻喉科、精神科的常见问题，以及老年病、慢性病、环境及职业病的防治。在预防保健方面，包括计划生育指导、妇幼保健、计划免疫、健康体检、心理咨询、健康教育以及家庭医疗护理等；根据病人需要，可提供现代和传统医学的各种有效手段，如中医药等。

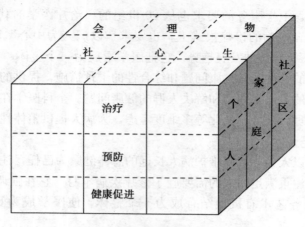

图 2-1　综合性照顾示意图

（三）连续性照顾 （continuing care）

连续性照顾主要指医生在为病人服务过程中，责任和关系的连续。保持责任和关系的连续性是为病人提供综合性服务的基础。连续性照顾也是全科医疗区别于专科医疗的一个十分重要的特征。这种照顾不因某种疾病的治愈和好转而终止，不受时间、空间的限制，也不与是否患病有关。其连续性可包括以下几个方面：①从生前到死后，沿着人生命周期的各个阶段提供照顾；展开孕期至死亡后家人的照顾，从婚育咨询开始，经过孕期、产期、新生儿期、婴幼儿期、少儿期、青春期、中年期、老年期直至濒死期。当病人去世后，还要照顾家属居丧期的保健，乃至某些遗传危险因素的持续性监测问题。这种长期持续性的关系使医生与病人之间结下了深厚的友情，医生对病人的背景了如指掌，便于随时提供最适当的诊疗。②沿疾病发生周期（健康—疾病—康复）的各个阶段提供健康维护、疾病预防、疾病诊治及后期康复的全程照顾；包括健康教育、早期发现、专科阶段治疗的配合、康复和慢性病的管理。③沿服务对象的生活轨迹，提供任何时间、任何地点的连续性照顾，不管服务对象是在服务区域内还是离开服务区域，如出差旅游期间或者转诊到专科医院住院期间，全科医生对其都负有连续性责任，要根据病人需要事先或随时提供服务。

由于连续性服务是全科医疗区别于专科医疗的一个十分重要的特征，而我国的医生对此较为陌生，因此需要通过一些特定的途径来实现这种服务，包括：建立家庭保健合同，以此固定医患双方的相对长期关系；建立预约就诊制度，保证病人就诊时能见到自己的家庭医生；建立慢性病的随访制度，使任何一个慢性病病人都可以获得规范化的管理而不致失控；建立急诊或 24 小时电话值班制度，使全科医疗对病人的"首诊"得到保证；建立完整的健康档案（全科医疗病历），使每个服务对象的健康—疾病资料获得完整准确的记录和利用。

（四）协调性照顾 （coordinated care）

协调性照顾是全科医师针对每一位就诊者的需求而进行调整，组合保健服务的过程。全科医师是社区居民的"健康代理人"和利益维护者，处于整个医疗保健服务网络系统中的"枢纽"位置，可以动员各级各类资源（包括社区和家庭的各种资源、宗教资源或慈善资源）服务于就诊者及其家庭。他掌握着各类医疗机构和专家的信息，需要时可为病人提供"无缝式"的转、会诊服务；他了解社区健康资源，如社区管理人员、健康促进会、自愿者队伍、托幼托老机构、护工队伍等，必要时可以为病人联系有效的社区支持；他熟悉病人及其家庭，必要时调动家庭资源为病人服务。全科医生对各种资源的协调和利用使全科医生可以胜任其服务对象的"健康代理人"角色，完成协调性照顾的任务。

（五）可及性照顾（accessible care）

可及性服务是全科医疗的又一显著特点。全科医生作为社区中的一员生活在自己的服务社区，了解它的优势和缺陷，如哪些学校有较高的教学质量和教学特色，哪些工厂效益不好或已经倒闭，哪些地方常住有外来人口，哪些家庭有老人或幼儿需要照顾，当地的青少年热衷于什么体育活动等。居民对自己的医生也同样熟悉和亲切，并乐意为之提供新的信息。这种相互了解对服务于社区形成了极大的便利：全科医生永远向病人敞开大门，他对病人的任何医疗需求都能做出恰当的应答。这意味着居民在任何需要医疗照顾之时都能及时得到全科医师的服务，包括地理位置上的接近、对病情的熟悉、心理上的亲密度，以及经济上的可接受性等。设立在居民社区中的全科医疗服务机构，是公众为其健康问题寻求卫生服务时最先接触、最常利用的医疗保健部分，是整个卫生保健体系的门户和基础，公众 $80\% \sim 90\%$ 的健康问题可以在此得到很好的解决。

（六）以家庭为单位的照顾（family as a vital unit of care）

以家庭为单位的照顾是全科医疗区别于专科医疗的一种重要特征。家庭是全科医师的服务对象，又是其诊疗工作的重要场所和可利用的有效资源。全科医学吸收了社会学关于家庭的理论和方法，发展了一整套家庭医疗的知识和技能；非常重视家庭与健康的相互影响。一方面，家庭的结构和功能会直接或间接影响家庭成员的健康，也可受到家庭成员健康疾病状况的影响。另一方面，家庭生活周期的不同阶段存在不同的健康危险因素、重要事件和压力，如果处理不当产生危机，则可能影响家庭成员的健康。因此，全科医师要善于了解和客观评价家庭结构、功能与周期，发现其中可能对家庭成员健康的潜在威胁，及时采取相应的干预措施，改善家庭功能。还要善于动员家庭资源以协助对疾病的诊断与长期管理。

（七）以社区为基础的照顾（community-based care）

社区是影响个人和家庭健康的重要背景，服务于社区是全科医疗的基本宗旨之一。全科医师工作在社区中，熟悉社区环境对居民的健康影响，容易协调社区中的各种资源，因此全科医师在处理个人、家庭健康问题时需要运用以社区卫生基础照顾的原则和方法，研究健康与疾病的社区背景，明确疾病发生发展的社区影响因素，了解社区群体常见的健康问题及其特点，了解社区居民对卫生服务的需求和利用情况，动用社区各种资源，通过有计划的社区干预，有效地控制疾病在社区的流行，提高社区居民的整体水平。

（八）以预防为导向的照顾（prevention-oriented care）

全科医疗着眼于服务对象整体健康的维护和促进，即在人体健康、亚健康以及疾病早期阶段（或无症状时）就提供服务，这也是全科医学有别于一般临床医疗的突出的特征之一。从服务的时程看，全科医疗注重并实施"生命周期保健"，根据服务对象生命周期不同阶段中可能存在的危险因素和健康问题，提供不同层级的预防；从服务的质量看，全科医师接受过临床医疗为中心的一体化服务训练，掌握预防医学的相关知识，胜任对服务对象进行长期跟踪式的预防服务；同时从服务的条件看，全科医师是第一线的医师，与社区居民接触最频繁，能了解到疾病发生、发展的各个时期以及个人、家庭发展的各个阶段，因此更方便提供一、二、三级预防服务。

（九）以"生物—心理—社会"模式为诊治理论（clinical theory based on biological-psychological-social-medical model）

传统的医疗只是将健康问题狭窄地局限于处理疾病上面，全科医学则以系统论、整体论作为自己的哲学基础，强调人作为自然和社会大系统中的一部分，人的健康应该是身体、心理和社会均处于良好状态，而没有疾病只是整体健康中的一部分。例如，当全科医师处理一名慢性阻塞性肺病病人，除了要考虑用适当的吸入性药物和抗生素控制病人的症状外，还要了解病人的家庭、职业、心理以及情绪状况。如是否吸烟、饮食习惯、运动量大小、是否感到恐惧或担忧等。同时，全科医师还应指导家庭成员如何关心病人，何时向医生求助，何时需送病人就诊，家庭应该配备制氧机等。只有充分考虑了这些问题，才有可能动用家庭资源和社会资源，制订并实施相应的干预措施，从整体上提供协调性照顾。因此，"生物—心理—社会"医学模式不仅是全科医学的理论基础，也已经成为全科医师诊治病人的一套必需的、自然的程序。

（十）团队合作的工作方式（team work）

全科医学发展的历程证明，全科医师不是全能医师，全科医疗的综合性、持续性和协调性等健康照顾的目标仅靠全科医师孤军奋战是不可能实现的，必须大力倡导团队合作的工作方式，即以全科医师为核心，各类医护人员、社会工作者及社区义工等协助参与，组成各类健康照顾团队，通过发掘、组织与利用社区内外一切可以利用的医疗与非医疗资源，为服务对象提供立体网络式的健康照顾，围绕全面改善个体与群体健康状况和生命质量的目标共同努力。因此，全科医师应积极树立集体与整体的观念，掌握娴熟的人际关系技巧，使全科医疗的目标得以实现。

第二节 全 科 医 师

我国是一个有 13 亿多人口的发展中国家，随着经济发展和人民生活水平的提高，城乡居民对提高健康水平的要求越来越高；同时，工业化、城镇化和生态环境变化带来的影响健康因素越来越多，人口老龄化和疾病谱的变化也对医疗卫生服务提出了新的要求。社会发展迫切需要综合程度较高的全科医学人才，主要工作在基层，承担预防保健、常见病多发病诊疗和转诊、病人康复和慢性病管理、健康管理等一体化服务。

一、全科医师的定义

全科医师又称全科/家庭医师（general practitioner/family physician）或家庭医生（family doctor），是执行全科医疗的卫生服务提供者。对全科医生的定义并不统一，美国家庭医师学会（AAFP）对家庭医生的定义是："全科医师是经过家庭医疗这种范围宽广的医学专业教育训练的医师。全科医师具有独特的态度、技能和知识，使其具有资格向家庭的每个成员提供持续性和综合性的医疗照顾、健康维持和预防服务，无论其性别、年龄或健康问题类型是生物医学的、行为的或社会的。这些专科医师由于其背景与家庭的相互作用，最具有资格服务于每一个病人，并作为所有健康相关事务的组织者，包括适当地利用顾问医师、卫生服务以及社区资源"。英国皇家全科医学院（RCGP）对全科医生的定义是："在家庭、诊所或医院里向个人和家庭提供人性化、初级、连续性医疗服务的医生。全科医生由于长期在基层工作，积累了丰富的实践经验，了解人们的心态、人际交往、疾病的来龙去脉，是初级医疗保健的专家。全科医生面对的不仅仅是有疾患的人，并且包括广大的健康人群，他们可利用社区的一切资源，如政府、民政、慈善以及企业团体、居委会等，解决病人的具体困难。根据疾病的需要可将其妥善的转入专科或大医院诊治，全面协调医患之间的关系，为病人负起全程的责任"。

从以上两个定义可以看出，全科医生是经过全科医学专门训练的工作在基层的临床医生，能够为个人、家庭和社区提供优质、方便、经济有效、全方位负责式的健康管理。其服务对象涵盖不同的性别、年龄的人；其服务内容涉及生理/心理、社会各层面的健康问题；能在所有与健康相关的问题上，为每个服务对象当好健康代理人。

二、全科医师的角色

1. 对病人与家庭

（1）医生：负责常见健康问题的诊治和全方位全过程管理，包括疾病的早期发现、干预、康复与终末期服务。除此之外，必须完成首诊医生的角色，全科医生必须能够获取有效的医疗信息，并及时地对病人的健康问题严重程度做出判断，必要时能够帮助病人联系会诊和转诊等。

（2）健康监护人（代理人）：负责健康的全面维护，促进健康生活方式的形成；定期进行适宜的健康检查，早期发现并干预危险因素；作为病人与家庭的医疗代理人对外交往，维护其当事人的利益。

（3）咨询者：提供健康与疾病的咨询服务，聆听与体会病人的感受，通过有技巧的沟通与病人建立信任，对各种有关问题提供详细的解释和资料，指导服务对象进行有成效的自我保健。

（4）教育者：利用各种机会和形式，对服务对象（包括健康人、高危险人群和病人）随时进行深入细致的健康教育，保证教育的全面性、科学性和针对性，并进行教育效果评估。

（5）卫生服务协调者：当病人需要时，负责为其提供协调性服务，包括动用家庭、社区、社会资源和各级各类医疗保健资源；与专科医生形成有效的双向转诊关系。

2. 对医疗保健与保险体系

（1）守门人：作为首诊医生和医疗保健体系的"门户"，为病人提供所需的基本医疗保健，将大多数病人的问题解决在社区，对少数需要专科医疗者联系有选择的会诊与转诊；作为医疗保险体系的"门户"，向保险系统登记注册，取得"守门人"的资格，严格依据有关规章制度和公正原则、成本—效果原则从事医疗保健活动，协助保险系统办好各种类型的医疗与健康保险。

（2）团队管理与教育者：作为社区卫生团队的核心人物，在日常医疗保健工作中管理人、财、物，协调好医护、医患关系，以及与社区社会各方面的关系；组织团队成员的业务发展、审计和继续教育活动，保证服务质量和学术水平。

3. 对社会

（1）社区/家庭成员：作为社区和家庭中重要一员，参与其中的各项活动，与社区和家庭建立亲密无间的人际关系，推动健康的社区环境与家庭环境的建立和维护。

（2）社区健康组织与监测者：动员组织社区各方面积极因素，协助建立与管理社区健康网络，利用各种场合做好健康促进、疾病预防和全面健康管理工作；并运用各类形式的健康档案资料协助做好疾病监测和卫生统计工作。

三、全科医师的素质

承担上述全方位、全过程负责式健康管理的全科医师，需要有其特定的专业素质，包括：

1. 强烈的人文情感　当今医学模式由生物医学向生物—社会—心理医学模式转变，全科医学正是迎合这一发展趋势产生并发展起来的一门新型的边缘学科。全科医师要考虑导致疾病的社会、心理因素，就必须以关心和了解病人为前提，重视医患交流中的医德情感。

全科医疗是以人为本的照顾，全科医师必须具有对人类和社会的热爱与持久兴趣，具有服务于社区人群并与人相互交流、理解的强烈愿望。对病人的高度同情心和责任感永远不变，就像母亲对孩子的爱心一样，是无条件的、全方位的、不求回报的，这种人格是当好全科医师的基本前提。

2. 娴熟的业务技能　全科医师应具有把服务对象作为一个整体人看待和服务的知识，既善于处理暂时性健康问题，又能对慢性病人、高危人群与健康人提供持续性保健。因此，全科/家庭医学，涉及社区常见疾病的各临床学科（包括中医学），乃至遗传学、心理学、行为科学、流行病学、统计学、预防医学、伦理学、社会学、经济学等学科中的相关知识技能，对于胜任全科医疗工作都是不可缺少的。

3. 出色的管理能力　全科医师工作处处涉及病人、家庭与社区健康管理，以及社区卫生服务团队管理等。因此，他必须具有一个强者的自信心、自控力和决断力，敢于并善于独立承担责任、控制局面。在集体环境中具有协调意识、合作精神和足够的灵活性、包容性，从而成为团队的核心，与各方面保持和谐的人际关系；又能随时平衡个人生活与工作的关系，以保障自己的身心健康与服务质量。

4. 执著的科学精神　为了保持与改善基层医疗质量，科学态度和自我发展能力是全科医师的关键素质之一。必须严谨、敏锐、孜孜不倦地对待业务工作，抓紧任何继续医学教育的机会；能运用循证医学方法，批判性地评价新知识和信息，并将其结合于日常服务实践中。善于通过自学、质量保证活动，学习评价自身技能与行为等，不断获得自我发展。

正是以上特定的专业素质，使人们能放心地把自己的健康托付给他们，使全科医师队伍能在强手如林的专科化时代以不可阻挡之势发展壮大，成为高素质的专业学科的载体和"人人享有卫生保健"目标的主要承担力量。

四、全科医师的专业训练及准入

世界各国的全科/家庭医师都有本专业的训练和考试要求。各国普遍的专业要求大体上包括以下几个方面：①全科/家庭医师的专业训练和其他各种专科医师一样，都是在本科毕业后的住院医师培训阶段进行，而本科阶段的全科医学教育属于全体医学本科生必修的素质教育课程；②全科/家庭医师的专业培训时间3～4年，内容包括医院各相关科室轮转、家庭医学理论课程与社区实习、导师带教、案例讨论、教学研讨会、科研方法与实践、农村或偏远地区独立实践等；③受训者学习结束后需要参加国家级全科/家庭医学学会的正式考试，通过者获得全科/家庭医师资格（专科医师称号），可在医院家庭医学科、社区卫生服务中心、全科/家庭医疗群体开业诊所等不同场所工作，亦可自己在社区独立开业；④各国学会都要求全科/家庭医师参加各种形式的终生继续医学教育。

2011年7月7日公布的《国务院关于建立全科医生制度的指导意见》（国发〔2011〕23号）指出逐步建立统一规范的全科医生培养制度，包括：

1. 规范全科医生培养模式 将全科医生培养逐步规范为"5＋3"模式，即先接受5年的临床医学（含中医学）本科教育，再接受3年的全科医生规范化培养。在过渡期内，3年的全科医生规范化培养可以实行"毕业后规范化培训"和"临床医学研究生教育"两种方式，具体方式由各省（区、市）确定。

参加毕业后规范化培训的人员主要从具有本科及以上学历的临床医学专业毕业生中招收，培训期间由全科医生规范化培养基地在卫生部门（含中医药管理部门）和教育部门共同指导下进行管理。全科方向的临床医学专业学位研究生按照统一的全科医生规范化培养要求进行培养，培养结束考核合格者可获得全科医生规范化培养合格证书；临床医学专业学位研究生教育以教育部门为主管理。

2. 统一全科医生规范化培养方法和内容 全科医生规范化培养以提高临床和公共卫生实践能力为主，在国家认定的全科医生规范化培养基地进行，实行导师制和学分制管理。参加培养人员在培养基地临床各科及公共卫生、社区实践平台逐科（平台）轮转。在临床培养基地规定的科室轮转培训时间原则上不少于两年，并另外安排一定时间在基层实践基地和专业公共卫生机构进行服务锻炼。经培养基地按照国家标准组织考核，达到病种、病例数和临床基本能力、基本公共卫生实践能力及职业素质要求并取得规定学分者，可取得全科医生规范化培养合格证书。规范化培养的具体内容和标准由卫生部、教育部、国家中医药管理局制定。

3. 规范参加全科医生规范化培养人员管理 参加全科医生规范化培养人员是培养基地住院医师的一部分，培养期间享受培养基地住院医师待遇，财政根据不同情况给予补助，其中，具有研究生身份的，执行国家现行研究生教育有关规定；由工作单位选派的，人事工资关系不变。规范化培养期间不收取培训（学）费，多于标准学分和超过规定时间的培养费用由个人承担。具体管理办法由人力资源社会保障部、卫生部、教育部、财政部制定。

4. 统一全科医生的执业准入条件 在全科医生规范化培养阶段，参加培养人员在导师指导下可从事医学诊查、疾病调查、医学处置等临床工作和参加医院值班，并可按规定参加国家医师资格考试。注册全科医师必须经过 3 年全科医生规范化培养取得合格证书，并通过国家医师资格考试取得医师资格。

5. 统一全科医学专业学位授予标准　具有 5 年制临床医学本科及以上学历者参加全科医生规范化培养合格后，符合国家学位要求的授予临床医学（全科方向）相应专业学位。具体办法由国务院学位委员会、卫生部制定。

6. 完善临床医学基础教育　临床医学本科教育要以医学基础理论和临床医学、预防医学基本知识及基本能力培养为主，同时加强全科医学理论和实践教学，着重强化医患沟通、基本药物使用、医药费用管理等方面能力的培养。

7. 改革临床医学（全科方向）专业学位研究生教育　从 2012 年起，新招收的临床医学专业学位研究生（全科方向）要按照全科医生规范化培养的要求进行培养。要适应全科医生岗位需求，进一步加强临床医学研究生培养能力建设，逐步扩大全科方向的临床医学专业学位研究生招生规模。

8. 加强全科医生的继续教育　以现代医学技术发展中的新知识和新技能为主要内容，加强全科医生经常性和针对性、实用性强的继续医学教育。加强对全科医生继续医学教育的考核，将参加继续医学教育情况作为全科医生岗位聘用、技术职务晋升和执业资格再注册的重要因素。

五、近期培养合格的全科医生的渠道

《国务院关于建立全科医生制度的指导意见》（国发〔2011〕23 号）指出，为解决当前基层急需全科医生与全科医生规范化培养周期较长之间的矛盾，近期要采取多种措施加强全科医生培养，力争到 2012 年每个城市社区卫生服务机构和农村乡镇卫生院都有合格的全科医生。近期多渠道培养合格的全科医生包括：

1. 大力开展基层在岗医生转岗培训　对符合条件的基层在岗执业医师或执业助理医师，按需进行 1～2 年的转岗培训。转岗培训以提升基本医疗和公共卫生服务能力为主，在国家认定的全科医生规范化培养基地进行，培训结束通过省级卫生行政部门组织的统一考试，获得全科医生转岗培训合格证书，可注册为全科医师或助理全科医师。

2. 强化定向培养全科医生的技能培训　适当增加为基层定向培养 5 年制临床医学专业学生的临床技能和公共卫生实习时间。对到经济欠发达的农村地区工作的 3 年制医学专科毕业生，可在国家认定的培养基地经 2 年临床技能和公共卫生培训合格并取得执业助理医师资格后，注册为助理全科医师，但各省（区、市）卫生行政部门要严格控制比例。

3. 提升基层在岗医生的学历层次　鼓励基层在岗医生通过参加成人高等教育提升学历层次，符合条件后参加相应执业医师考试，考试合格后可按程序注册为全科医师或助理全科医师。

4. 鼓励医院医生到基层服务　严格执行城市医院医生在晋升主治医师或副主任医师职称前到基层累计服务 1 年的规定，卫生部门要做好组织、管理和考核工作。建立健全城市医院与基层医疗卫生机构的对口支援制度和双向交流机制，县级以上医院要通过远程医疗、远程教学等方式加强对基层的技术指导和培训。要制定管理办法，支持医院医生（包括退休医生）采取多种方式到基层医疗卫生机构（含私人诊所等社会力量举办的医疗机构）提供服务，并可获得合理报酬。

六、我国全科医师执业方式的改革

改革全科医生执业方式包括以下方面：

1. 引导全科医生以多种方式执业 取得执业资格的全科医生一般注册1个执业地点，也可以根据需要多点注册执业。全科医生可以在基层医疗卫生机构（或医院）全职或兼职工作，也可以独立开办个体诊所或与他人联合开办合伙制诊所。鼓励组建由全科医生和社区护士、公共卫生医生或乡村医生等人员组成的全科医生团队，划片为居民提供服务。要健全基层医疗卫生机构对全科医生的人力资源管理办法，规范私人诊所雇佣人员的劳动关系管理。

2. 政府为全科医生提供服务平台 对到基层工作的全科医生（包括大医院专科医生），政府举办的基层医疗卫生机构要通过签订协议的方式为其提供服务平台。要充分依托现有资源组建区域性医学检查、检验中心，鼓励和规范社会零售药店发展，为全科医生执业提供条件。

3. 推行全科医生与居民建立契约服务关系 基层医疗卫生机构或全科医生要与居民签订一定期限的服务协议，建立相对稳定的契约服务关系，服务责任落实到全科医生个人。参保人员可在本县（市、区）医保定点服务机构或全科医生范围内自主选择签约医生，期满后可续约或另选签约医生。卫生行政部门和医保经办机构要根据参保人员的自主选择与定点服务机构或医生签订协议，确保全科医生与居民服务协议的落实。随着全科医生制度的完善，逐步将每名全科医生的签约服务人数控制在2000人左右，其中老年人、慢性病人、残疾人等特殊人群要有一定比例。

4. 积极探索建立分级医疗和双向转诊机制 逐步建立基层首诊和分级医疗管理制度，明确各级医院出入院标准和双向转诊机制。在有条件的地区先行开展全科医生首诊试点并逐步推行。人力资源社会保障部、卫生部要制定鼓励双向转诊的政策措施，将医保定点医疗机构执行双向转诊和分级医疗情况列为考核指标，并将考核结果与医保支付挂钩。

5. 加强全科医生服务质量监管 卫生行政部门要加强对全科医生执业注册管理和服务质量监管。卫生部门和医保经办机构要建立以服务数量、服务质量、居民满意度等为主要指标的考核体系，对全科医生进行严格考核，考核结果定期公布并与医保支付、基本公共卫生服务经费拨付挂钩。

七、建立全科医生的激励机制

1. 按签约服务人数收取服务费 全科医生为签约居民提供约定的基本医疗卫生服务，按年收取服务费。服务费由医保基金、基本公共卫生服务经费和签约居民个人分担，具体标准和保障范围由各地根据当地医疗卫生服务水平、签约人群结构以及基本医保基金和公共卫生经费承受能力等因素确定。在充分考虑居民接受程度的基础上，可对不同人群实行不同的服务费标准。各地确定全科医生签约服务内容和服务费标准要与医保门诊统筹和付费方式改革相结合。

2. 规范全科医生其他诊疗收费 全科医生向签约居民提供约定的基本医疗卫生服

务，除按规定收取签约服务费外，不得另行收取其他费用。全科医生可根据签约居民申请提供非约定的医疗卫生服务，并按规定收取费用；也可向非签约居民提供门诊服务，按规定收取一般诊疗费等服务费用。参保人员政策范围内的门诊费用可按医保规定支付。逐步调整诊疗服务收费标准，合理体现全科医生技术劳务价值。

3. 合理确定全科医生的劳动报酬　全科医生及其团队成员属于政府举办的基层医疗卫生机构正式工作人员的，执行国家规定的工资待遇；其他在基层工作的全科医生按照与基层医疗卫生机构签订的服务合同和与居民签订的服务协议获得报酬，也可通过向非签约居民提供门诊服务获得报酬。基层医疗卫生机构内部绩效工资分配可采取设立全科医生津贴等方式，向全科医生等承担临床一线任务的人员倾斜。绩效考核要充分考虑全科医生的签约居民数量和构成、门诊工作量、服务质量、居民满意度以及居民医药费用控制情况等因素。

4. 完善鼓励全科医生到艰苦边远地区工作的津贴补助政策　对到艰苦边远地区政府办基层医疗卫生机构工作的全科医生，按国家规定发放艰苦边远地区津贴。对在人口稀少、艰苦边远地区独立执业的全科医生，地方政府要制定优惠政策或给予必要补助，中央财政和省级财政在安排转移支付时要予以适当倾斜。

5. 拓宽全科医生的职业发展路径　鼓励地方按照有关规定设置特设岗位，招聘优秀的专业技术人才到基层医疗卫生机构工作。经过规范化培养的全科医生到基层医疗卫生机构工作，可提前一年申请职称晋升，并可在同等条件下优先聘用到全科主治医师岗位。要将签约居民数量、接诊量、服务质量、群众满意度等作为全科医生职称晋升的重要因素，基层单位全科医生职称晋升按照国家有关规定可放宽外语要求，不对论文做硬性规定。建立基层医疗卫生人才流动机制，鼓励全科医生在县级医院与基层医疗卫生机构双向流动。专科医生培养基地招收学员时同等条件下优先录取具有基层执业经验的全科医生。

第三节　全科医疗

一、全科医疗的定义

全科医疗是指由全科医师所从事的医学实践活动。全科医疗在北美的一些国家和地区被称为家庭医疗（Family Practice）；美国家庭医师学会（AAFP）1999 年对家庭医疗（全科医疗）的定义是："家庭医疗是一个对个人和家庭提供持续性与综合性卫生保健的医学专业。它是一个整合了生物医学、临床医学与行为科学的宽广专业。家庭医疗的范围涵盖了所有年龄、性别，每一种器官系统以及各类疾病实体"。

它具备了两个整合：一是整合生物医学、行为科学和社会科学的最新研究成果而发展起来的一种新型的基层医疗模式；二是整合了内、外、妇、儿等各临床专科的医疗服务，具有"通科"的特点。全科医疗又是一种以个人为中心、家庭为单位、社区为范围的连续性、综合性、整体性、个体化、人性化和"防治保康教计"（预防、治疗、保健、康复、健康教育、计划生育）一体化的医疗保健服务，能满足病人及其家庭的完整需要，是医疗保健系统的基础和"门户"。

二、全科医疗的基本特征

要比较完整地理解全科医疗中的"全"字，至少要包括 5 个方面：①主动服务于社区的全体居民；②整合内、外、妇、儿等各种临床专科的服务；③开展生物心理社会服务模式的照顾；④兼顾个人、家庭和社区；⑤"防治保康教计"（预防、治疗、保健、康复、健康教育、计划生育）一体化服务。全科医疗的基本特征主要包括以下几个方面。

（一）是一种基层医疗服务

目前世界比较公认的理想的医疗保健体系应该由 3 个不同类别的级别医疗机构组成，而且在医疗服务上分工明确，各负其责，互补互利，相互合作（图 2-2）。理想的医疗保健体系的底部为以社区为基础的基层医疗服务机构，中间的二级专科医院，顶部为三级综合医院。全科医疗处在三级医疗保健体系中的最底层，是一种以门诊为主体的第一线医疗照顾，即公众为解决其健康问题寻求医疗卫生服务时最先接触、最经常利用的医疗保健部门的专业服务，也称为"首诊服务"（first contact）。我们必须认识到，首诊诊治的难度要比后续诊治大很多。因为，任何疾病的发生、发展都要有一个时限，逐渐的显示出来。所以，在第一个接触病人的初期，不论是有关疾病的资料，还是应该表现出的症状与体征都很不完整，此时要准确地做出判断绝非容易。其后，伴随时间的推移，资料不断完善，症状与体征逐渐出现，再进行疾病诊断当然要方便得多。这正是在第一线服务的全科医师面临的现实，从某种意义上来说，全科医师要比专科医生难当。全科医生由于长期服务于相对固定的人群，熟悉服务对象的基本情况，因此，能够迅速就其健康问题做出初步判断，它能够以相对简便、便宜而有效的手段，解决社区80％的医疗保健问题。另外，有部分病人需要更加专业的医疗服务，全科医生能恰当的安排转诊服务。

由于基层医疗服务可以方便地解决一般性健康问题，在提高健康水平的同时，也降低了医疗成本。正因为如此，全科医疗得以成为世界上大多数国家医疗保健和医疗保险这两种体系的基础与"守门人"，它使人们在追求改善全民健康状况的同时，能够提高医疗保健资源利用的成本效益。

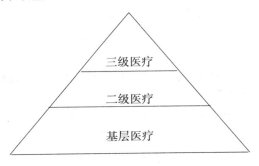

图 2-2　理想的保健体系

（二）以生物—心理—社会医学模式为基础

全科医疗是依据生物—心理—社会医学模式，在卫生实践中实现生物医学、行为医学、社会医学等方面的整合，进而更全面的了解、认识、探索医学，观察解决人类的健康问题。全科医疗认为在实际医疗服务中，应从遗传、成熟及老化、致病因子暴露程度等生理因素，从人格特征、精神状态、行为和压力事件等心理因素，从家庭、社区经济文化背景、环境因素和医疗保健等社区因素综合去看待人的健康和疾病问题，并用相应手段去解决。在日常的全科医疗工作中，只有对心理、社会因素予以高度重视，才能更加全面的获取疾病相关资料，周密思考问题，制定出科学的医疗策略。

随着社会经济的变化，基层医疗服务中面临的精神问题和身心疾患日益增多，全科医生应经常使用各种心理测量量表、生活压力量表检查和评价病人的心理社会问题，并全面了解协调其家庭和社会方面可能的支持力量，从整体上给以健康照顾。所以，全科医疗服务体现了生物—心理—社会医学模式的要求。

（三）以预防医学为导向

全科医疗着眼于服务对象整体健康的维护与促进，即在健康时，由健康向疾病转化过程中，以及疾病发生早期（无症状时）就主动提供关注，因此其服务对象除了病人之外，还包括高危人群与健康人群（从社会学角度皆可称之为病人），这也是它有别于一般临床医疗的最突出特点之一。全科医疗注重并实施从生到死的"生命周期保健"，即根据其服务对象不同的生命周期中可能存在的危险因素和健康问题，提供一、二、三级预防。

三级预防属于综合性预防保健，涉及预防、医疗、康复、心理、行为、社会等多个领域，需要多学科协同分担完成。在三级预防的多项任务中，全科医师主要承担病人教育和咨询（日常临床诊疗活动中对病人及其家庭提供及时的个体化预防服务）、个案发现、筛查和周期性健康检查，与专科医疗配合，积极防治并发症，进行康复训练，帮助病人带病维持日常生活等。全科医生将预防性照顾作为常规工作，主动在全科诊疗过程中评价服务对象的各种危险因素并提出有针对性的预防干预措施。

（四）提供个体化照顾

以病人为主要研究对象，而不是以疾病为主要研究对象，重视病人的个性、心理、背景在医疗中的作用。它将病人看作有个性有感情的人，而不仅是疾病的载体；病人的尊严和权利必须得到尊重。病人具有主观能动性，他们不仅被动接受治疗，还会因为配合或不配合治疗而影响治疗的效果。病人是个体化的，对全科医生来说，每一个病人的问题都是不同的，因为每一个病人及其所处的环境都不一样，同一种疾病在不同病人身上就会有不同的反应和意义。同一种治疗方法对不同的病人可能会产生截然不同的效果。

医师要想提供个性化的照顾，则必须和病人建立良好的医患关系，从病人的角度来看他们的问题；从"整体人"生活质量的角度全面考虑其生理、心理、社会和环境中各种影响健康的因素来考虑和解决他们的问题，无论其有无生理上的疾病，全科医生应接受病人的症状与体验适时开展健康教育。忌讳千篇一律的处理问题方式，强调服务的人格化、个性化，要求医生从各个方面充分了解自己的病人，熟悉其生活、工作、社会背景和性格，才能提供适当的服务，提供不同的、有针对性的建议和意见。如同样是慢性病毒性乙型肝炎病人，不同病人对疾病的担忧就很有可能不同，对医疗服务的需求也不同。如对某人应该耐心解释、解除疑虑；对另一个人应该多次提醒，令其重视等。医生只有全面了解自己的病人，只有医患之间建立亲密的关系，才能提供个体化、人性化的照顾，才能为病人所接受，以担负起长期照顾病人健康的责任。在全科医疗服务中，医生必须视服务对象为重要合作伙伴，以个性化、人格化的服务调动病人的主动性，使之积极参与健康维护和疾病控制的过程，从而达到良好的服务效果。

（五）以家庭为单位

这一原则是全科医疗区别于其他专科医疗和一般基层医疗服务的重要基础。医学与社会学研究表明，家庭与个人健康之间存在密切关系，健康的个人应该生活在一个健康的家庭之中，然而现代的紧张生活节奏使家庭遭受冲击，为了维护家庭及其成员的健康，全科医生走进家庭已成必然趋势。

以家庭为单位开展医疗保健的主要理由有以下几方面：

家庭是一个完整的系统，家庭内部成员之间存在相互影响。一个家庭成员的健康问题不可避免地影响到家庭其他成员。如未就诊的妻子因"甲亢"症状表现易怒和暴躁等，使其丈夫本已控制的高血压变得难以控制。因此出来看病的不一定是真正的病人，而只是受患病的家庭成员影响最深的人，真正的病人可能是家庭的其他成员或整个家庭成员。

个人与家庭之间存在相互作用。家庭可以通过遗传、社会化、环境和情感反应等途径影响个人的健康，个人的健康问题也可以影响家庭其他成员乃至整个家庭的结构与功能，当家庭因资源缺乏或沟通不良而导致功能失调，甚至陷入危机状态时，这种病态会危及家庭其他成员。

家庭如个人，是一个完整系统，有产生、发展和消亡的过程，也会"生病"发生问题。家庭问题往往不是个别成员的问题而是所有成员的共同问题，每个成员对家庭问题都负有一定的责任。家庭生活周期的不同阶段存在不同的重要事件和压力，家庭成员行使着不同的角色和责任，需要家庭成员妥善处理，若处理不当而产生危机，则可能对家庭成员的健康造成损害。

家庭是解决个人健康问题的重要场所和可利用的有效资源。家庭为个人的健康和疾病恢复提供了有效的支持、适应、促进等多方面的资源。对全科医生来说，家庭又是诊治病人的重要场所，家庭可以提供有关疾患的重要线索，家庭的支持可以增加病人对医嘱的顺应性。

以家庭为保健单位是全科医生提高服务质量、扩大服务范围的有效保证。通过家庭调查，既有助于发现病人真实病史和真正病因，还能发现就诊者以外的真正病人、未及时就诊的早期病人、病态家庭等，这类问题的发现和相应的干预（如家庭咨询）效果显著，可大大增加群众对全科医生的信任度。

（六）以社区为范围的医疗服务

社区是以家庭为基础的历史共同体，是血缘共同体和地缘共同体的结合。我国社会学家费孝通给社区下的定义为：社区是若干社会群体聚集在某一地域里所形成的一个生活上相互关联的大集体。社区是一个"微观社会"，但它又具有自己的目的和规律。

全科医疗是立足于社区的卫生服务，其主要实施地点不是在医院病房，而是在社区卫生服务的场所，包括社区卫生服务中心、社区卫生服务站（诊所）、护理院、托老所、养老院、善终病院、病人家庭或单位等。服务于社区是全科医疗的基本宗旨。全科医疗以社区为基础的特征可概括为：将流行病学的理论和方法与临床技术相结合，开发的项目为社区全体居民健康负责，研究确定社区健康问题的主要特征、社区参与、保证医疗保健的可得性。主要体现在以下几个方面：

1. 把握社区民众健康问题及其背景　全科医师的服务对象是一个相对固定的人群。掌握这个人群的疾病谱和主要健康问题，熟悉其发生的特定经济文化社会背景，是全科医师加强服务的针对性和适宜性的前提。

2. 将个体与群体健康照顾融为一体　全科医师在服务于就诊病人时，应将其健康问题置于家庭和社区人群的大背景中，发现具有共性的社会因素，从而对个体问题提供更为有效的干预，并由此发现需要干预的群体问题，动用相应的资源协助其解决。

3. 合理充分地利用社区资源　全科医师应积极参与"健康社区"的建设和社区健康促进网络的发展，调动社区一切积极因素参与实现社区卫生服务的目标，从而为提供综合性、连续性、协调性照顾找到可利用的社区资源。

（七）是一种高素质的专科医疗服务

全科医疗是一门新型的临床二级专业学科。与其他医疗服务不同，有自己的独特的理论和知识体系。全科医疗是关于综合性处理社区常见健康问题的医学专科，是以人的健康为中心，综合了生物—心理—社会科学的立体思维，全面对待人的躯体、精神疾患和社会适应不良的困惑，并照顾家庭和社区的环境。体现了医疗服务的周全性以及学科思维的完整性，大大提高了群众对医疗服务的满意度，因此是一个体现了新医疗模式的高素质医疗服务。它在整个医疗保健体系中所扮演的角色是其他任何医疗服务所不能替代的。

专科服务范围：常见病多发病/慢性疾病的社区康复；早期疾病及未分化疾病的管理与服务；心理社会因素倾向性明显的疾患表现；院前的社区急诊救治。

传统临床医学中诊断的"金标准"是病理报告，然而在以"病人为中心"的全科医疗的"金标准"是病人对于他/她的感受和关注被确认和被回应的报告，即病人的满意度，这可以通过定期对病人的调查来完成。社区常见健康问题使用中西医结合方法具有优势，可以提高病人的满意度，从而达到全科医疗的"金标准"。

（八）提供全面的、多渠道的、多方式的卫生服务

全科医疗提供的服务层面是全方位的、多渠道的、多方式的，前几年提出要实现医疗、预防、保健、康复四位一体的综合化服务；现在又提出要实现医疗、预防、保健、康复、健康教育和计划生育六位一体的综合化服务。不论是提出的"四位一体"或"六位一体"。其根本精神在于提供全面、全方位的服务模式，切忌"单打一"的服务形式。因为，对全科医疗来说，只有将其承担的各项服务工作综合起来，融为一体的进行，才能克服"顾此失彼"的混乱工作局面，提高整体的工作效益。当然，在上述的综合化服务中，并不意味各项任务同等重要。应该有轻有重，主次分明。在某一时期可能这项任务重要，在另一个时期可能那项任务重要，其中，医疗是主体，贯穿始终，不可忽视，不能削弱。

三、全科医疗和专科医疗的区别

1. 服务宗旨与责任上的区别 专科医疗和全科医疗负责健康与疾病发展的不同阶段。专科医疗负责疾病形成以后一段时期的诊治，其宗旨是根据科学对人体生命与疾病本质的深入研究来认识与对抗疾病。当遇到现代医学无法解释或解决的问题时，专科医疗就不得不宣布放弃其对病人的责任（即在某病人"无诊断可能性"或"无治疗价值"时让其出院或中止治疗）。在这种意义上，专科医生类似于"医学科学家"，其工作遵循"科学"的模式，其责任局限于医学科学认识与实践的范围，其最高价值是科学性，即充分体现了医学的科学性方面。由于专科医疗强调根除或治愈疾病，可将其称之为治愈医学（cure medicine）。

2. 服务内容与方式上的区别 专科医疗处于卫生服务系统的上层，所处理的多为少数病人生物医学上的重病或疑难问题，往往需要动用昂贵的医疗资源。其方式为各个不同专科的高新技术，即从艾利希（Paul Ehrlich）发明第一枚"魔弹"（即洒尔沸散，人类首次合成的化学药物）以来现代医学中日新月异的高科技诊疗手段。专科医生是运用越来越复杂精密的仪器装置救治病人的技术权威，而病人是"听凭医生处置"的高技术手段的被动受体。

全科医疗处于卫生服务系统的基础部分，处理的多为常见健康问题，其利用最多的是社区和家庭的卫生资源，以低廉的成本维护大多数民众的健康，并干预各种无法被专科医疗治愈的慢性疾患及其导致的功能性问题。由于这些问题往往涉及服务对象的生活方式、社会角色与健康信念，全科医师手中没有包医百病的"万灵药"，其服务方式是通过团队合作进行"一体化"的全方位管理（这种管理的依据既包括现代医学各学科的新成果，又有多年积累的实践经验，还包括各种行之有效的传统医学手段；近年来通过流行病学研究，有逐渐将这些经验或手段规范化的趋势）。在全科医疗服务团队中，病人（个体或群体）应是医护人员得力的合作伙伴，是社区/家庭健康管理目标制定与实施的积极主体之一。

全科医疗和专科医疗的区别见表 2-1。

表 2-1 全科医疗与专科医疗的区别

特 征	全 科 医 疗	专 科 医 疗
服务对象	相对稳定（1：2500～1：2000 左右）	流动性强
服务内容	提供六位一体的综合服务	以专科特色医疗为主
服务重点	社区健康问题	专科疾病
服务层面	涉及生理、心理和社会各方面	限于部分系统、器官的临床疾患
服务单位	以家庭为单位，涵盖个人、社区	个人为主
服务手段	使用经济、适宜技术提供综合性服务	追求高新技术
服务责任	持续性，从生前到死后	非连续性

学习小结

1. 学习内容

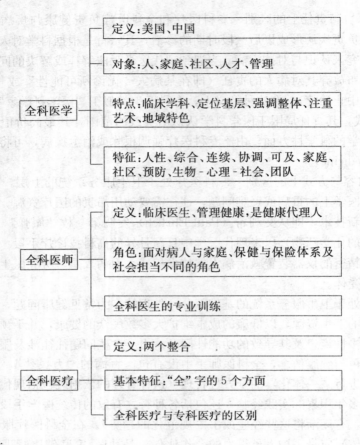

全科医学
- 定义:美国、中国
- 对象:人、家庭、社区、人才、管理
- 特点:临床学科、定位基层、强调整体、注重艺术、地域特色
- 特征:人性、综合、连续、协调、可及、家庭、社区、预防、生物 - 心理 - 社会、团队

全科医师
- 定义:临床医生、管理健康,是健康代理人
- 角色:面对病人与家庭、保健与保险体系及社会担当不同的角色
- 全科医生的专业训练

全科医疗
- 定义:两个整合
- 基本特征:"全"字的 5 个方面
- 全科医疗与专科医疗的区别

2. 学习方法

通过对全科医学和全科医疗的基本特征的理解和辨析,全科医生素质的要求的了解,全科医疗的综合性和专科性双重性的辩证理解,达到对全科医学、全科医师和全科医疗的基本原则的全面掌握。

（杨丽萍　曲明阳　姜昌镐）

复习思考题

1. 全科医学的定义是如何概括全科医学的特征的?
2. 根据全科医学的特征,能不能总结出更好的全科医学的定义?
3. 作为一名合格的全科医生需要具备哪些基本素质和能力?
4. 如何理解全科医疗作为一种高素质的二级专科医疗与其他专科医疗的区别?

第三章 中医全科医学

学习目的

通过对中医全科医学、中医全科医疗、中医全科医师等内容的学习，全面掌握中医全科医学的基本理论和原则及其产生的背景和意义。

学习要点

中医全科医学产生的背景和性质；中医全科医学的基本概念、中医全科医疗的特征、中医全科医生应该具备的基本能力；中医全科医疗的原则。

第一节 中医全科医学的定义与背景

一、中医全科医学产生的背景

新学科的产生可以是学科交叉融合分化而来，也可以是一个古老学科的再生和升华。在医学模式和卫生需求发生重大变革的背景下，中医全科医学作为一门新兴学科，它既是中医学吸收其他学科最新成果的结晶，也是中医学适合基层卫生服务优势的回归和升华。中医全科医学是特定历史条件下的必然产物。中医全科医学的产生与发展主要与下列因素有关。

（一）疾病谱的改变

随着医学科技水平的提高，影响人类健康的各种传染病得到了有效控制，慢性疾病和意外伤害占据了疾病谱和死因谱的主要位置。各种慢性疾病有明显不同于急性传染病的特征，往往是终身性的，没有特异性根治方法，单纯的生物学方法常难取得理想效果。引起这些疾病的主要原因已不单是生物因素，而是生物、心理、社会等多种因素共同作用的结果，这些疾病的发生、发展乃至变化，与人们的生活方式、行为习惯等密切相关。因此，个人预防和家庭保健成为防治疾病的关键。中医学在治疗慢性病理论与实践方面具有明显的优势，疗效可靠，毒性不良反应小，费用相对低廉，特别是注重人体功能的整体调节，激发人体的抗病能力和康复能力，有利于对病因复杂的慢性病综合治疗与康复。

（二）医学模式的转变

历史上曾经有过多种不同的医学模式，例如，古代的神灵主义医学模式、自然哲学医学模式、机械论医学模式、生物医学模式及生物—心理—社会医学模式。中医学的医学观与全科医学生物—心理—社会医学模式异曲同工，中医学认为疾病的发生与所处的环境和心理等因素密切相关，提出"天人合一"、"形神与俱"的理论。从医学模式层面比较中医学与全科医学之间的异同，可以找到两者之间更多的切合点，从而为中医全科医学的产生奠定基础。

（三）医院模式的局限性

从某种意义上讲，医院是专科化医疗的产物，分工合作的诊疗方式和严格分科的特征成就了医院这种规模化的集中诊疗形态。医院的专科化服务已明显暴露出其内在的局限性和片面性。在服务范围上，覆盖面小；在服务内容上，以治疗疾病为主，忽视预防、保健和康复；服务时间局限，很少能提供连续性、可及性服务。中医院是效仿西医院建设而成的，这种规模化的集中诊疗形态事实上是由现代医学自身的诊疗特征决定的，并不完全适合中医发挥自身特色和优势，直接导致各类各级中医院的"西化"。中医自古都是以扎根基层的形式存在着，中医大夫往往就在家里为周围乡邻看病，发扬传统中医的基层服务优势，正是中医全科医学产生的历史机遇。

（四）医疗费用的高涨

近几十年来，高额的医疗费用，不仅使政府不堪重负，也直接导致公众不满的"看病难"、"看病贵"等问题的产生。重构医疗服务模式，强调卫生技术的适宜性，成为解决这些问题的关键。中医药有着"简、便、验、廉"的特点，充分发挥中医药的特色，在降低医疗费用，减轻病人经济负担方面有着不可替代的作用。

（五）中医进社区的必然性

构建中医全科医学，推进中医进社区，一是探索中国特色卫生服务模式的要求，各国解决医疗卫生服务问题的实践表明，成功的基层卫生服务一定要结合本国国情；二是更好地发挥中医药特色和优势的要求，中医药在社区有着深厚的群众基础，中医药特色和优势能得到很好的凸显；三是建设基层中医发展机制的要求，传统的中医诊所和中医医师可以在基层开业，但并不是基层中医存在的最佳模式，只有在坚持公益性原则的基础上，加强研究，创新机制，才能推动社区中医药服务走上制度化、规范化、长效化的轨道。

二、中医全科医学的定义

中医全科医学是以中医学为核心，结合全科医学的特点，融合其他学科的最新研究成果，而形成的一门具有独特的价值观和方法论的综合性的临床医学学科。其内容包括三方面：①深化中医学的特色和优势，如治未病、整体观念、辨证论治等；②移植全科医学的理论、方法和技术，如家庭、社区健康照顾观念的引入等；③构建具有中医特色的社区医疗卫生服务体系和中医学临床二级学科。

全科医学对于现代医学最大的贡献在于真正实现了医学模式的转变，建立起一种整体性的临床思维方式和原则。中医全科医学必须立足于保持中医学特色与优势的基础上，融合全科医学的思想及模式，创立集预防、治疗、保健、康复、健康教育于一体的、具有中国特色的新型医学学科。

三、中医全科医学的性质

（一）是一门体现中医学全科特点的学科

现代中医学的发展片面强调医院模式，直接导致了中医学诊疗模式的"西化"倾向，抹杀了中医学的"全科"特点。由于过度强调学科的分化，中医药人才的培养也抛弃传统中医的教育特点而完全趋同于现代医学，导致目前中医药人才整体水平下降，同时缺少针药结合的复合型社区适宜人才。中医全科医学有别于传统中医学，侧重于为中医学更好地在社区基层应用提供理论支撑、诊疗思维和服务方法。

作为一门新学科，中医全科医学主要具备以下5个要素：①基本观念。整体医学观，除"天人相应"、"形与神俱"等中医学极具特点的理念外，还要强调中医学在卫生服务过程中的整体观及中医学在医事管理中的整体观；②方法论。采用系统整体性方法，整合生物—心理—社会医学模式，把握三因制宜，注重病人及其健康问题的时空"背景"和"关系"；③中医全科医疗的原则和特征（详见本章第三节）；④具体的服务方法。如，以人为中心的中医健康照顾方法、以家庭为单位和社区为范围的服务方法、中医治未病的服务策略、中医服务团队建设、中医全科医生自我发展技巧、社区常见健康问题的中医药评估及照顾方法，等等；⑤服务内容。发挥中医简便验廉的特点，为社区全体居民提供连续性、综合性、协调性、整体性、个性化和人性化的医疗保健服务。

（二）是一门综合性的医学学科

中医全科医学的综合性体现在很多方面，具体表现为中医学各临床学科的综合、中医学各种治疗手段的综合、中医学与现代医学及其相关学科的综合，甚至是中医学与社会学、家庭学、经济学、管理学等非医学学科的综合。由于涉及众多的学科，很容易使人产生误解，即中医全科医学是否属于中医学的范畴。"以学统术"是中医学学术发展的基本思路，判定某一学科是否属于中医学的关键是看其是否受中医基础理论的指导，如穴位注射，虽然方法是现代医学的，药物也是现代医学的，但经络理论是中医的，那么穴位注射就是对中医治疗方法的丰富。同样，中医全科医学始终是在中医理论指导下的。中医学的整体观念、辨证论治、三因制宜、治未病等医学思想，同样是中医全科医学的精髓所在。因此，中医全科医学一定是以中医学为核心的医学。中医全科医学就是在整体医学观和系统整体性方法下对中医学的学术体系和服务模式的再构建，是对中医学学术的丰富和发展。

（三）是一门服务于基层的医学学科

推进初级卫生保健是实现人人享受卫生保健的核心策略，传统中医的诊疗活动，大多有着自己的诊疗区域，在基层扎根，服务特定的人群，采取登堂入室的行医方式。而现代中医学的发展受到了西医学"大医院"模式的深刻影响，片面强调学科分化，直接导致了传统中医乏人乏术。中医全科医学立足于基层医疗，长于把握人体、精神、社会、自然因素之间的相互作用和影响，以满足和实现社区卫生服务的个性化、人性化的需要。中医诊疗疾病简便易行实用，无需昂贵的设备、精密的仪器，且疗效明显，更是十分适宜在社区开展工作。

（四）是一门注重人文社会科学的医学学科

中医学从中国传统文化中汲取了丰富的营养，十分注重卫生服务中的医德修养和人文关怀。中医学历来认为"医乃仁术"。《素问·著至教论》曰："上知天文，下知地理，中知人事，可以长久，以教众庶，亦不疑殆。医道论篇，可传后世，可以为宝"。指出医者既要博学多才，更要重视医德。孙思邈《大医精诚》中的思想更被视为行医必备之操守。中医全科医学发扬了中医学的这一特点，融入现代人文社会科学的新理念，在强调技术水平重要性的同时，更注重卫生服务艺术水平的重要性和必要性。

四、中医全科医学的目的

中医全科医学是一门综合性非常强的新兴医学学科，内容与其他学科有许多交叉重叠，因此在短时间内划清中医全科医学的学科界限是相当困难的，还需要进行更多的研究，逐步完善其学科体系。医学的最终目的是要理解病人、服务病人、满足病人的需要，提高人群的健康水平和生活质量，绝不是单纯的治疗疾病。

发展中医全科医学的目的包括以下三个方面：①实现医学模式的转变。在医学模式上，中医学与全科医学在理念上有了更多共同的语言，为在更高层面上的中西医结合带来可能，也为中医走向世界提供了新途径；②丰富中医学理论和临床体系。将全科医学、行为科学和社会科学的理念及方法融入中医学，促进中医学学术水平的提高；③建立中医学服务基层的理想模式。使中医成为基层卫生保健的主流手段，发挥其解决各类常见健康问题的优势。从中医全科医学的目的来看，中医全科医学是在医学模式转变的大前提下，立足保持和发挥中医药特色优势，满足基层卫生保健服务中发展起来的，它的理论和方法不仅将对中医学的发展产生重大作用，也会对世界全科医学的发展产生积极影响。

第二节　中医全科医师的定位与作用

一、中医全科医师的定义

中医全科医师是接受过专门训练的新型医师，是中医全科医疗的主要协调者和执行者。他们所受的训练和经验使他们能从事内、外、妇、儿等科相对广泛领域的服务，对于社区居民，不论其性别、年龄或所发生的躯体、心理及社会问题的类型，均能以独特的中医药知识和技能为个人、家庭提供连续性和综合性的医疗保健服务。他们必要时应适度地利用其他全科、专科会诊或转诊，并通过中医文化的传播影响社区居民的健康观。他们应充分发挥中医在社区卫生服务中的优势，合理地使用中医药资源，最大限度地满足社区居民对中医的需求，将中医纳入医疗保健系统和健康保险体系中，承担"守门人"的角色。

对中医全科医师的认识应该注意几个问题：一是不要等同于类似坐堂医的传统中医医师，坐堂医虽然也是中医医师存在的一种形式，但其不能完全适应中医在社区应用的新形势；二是不要等同于中西医结合医师，认为既懂中医又懂西医就是中医全科医师；三是不要将社区中医边缘化、技术化，认为只是在西医医生的基础上，掌握一点适宜中医技术即是中医全科医师，甚至把中医全科医学的优势与社区中医适宜技术的应用等同起来。

二、中医全科医师的素质要求

中医全科医师是掌握中医全科医学理论和思维，熟练运用中医全科医学知识和技能，为社区群众提供连续的、综合的、可及的中医药服务的新型医师。应该是有着自己的理念、知识、技能和态度的高素质医师。

（一）良好的人文素养

全科医学以人为中心的照顾原则，要求全科医师必须具有对人类和社会生活的长久兴趣，具有服务于社区人群，与人相互交流、相互理解的强烈愿望和需求。因此，全科医学和社区医疗对全科医师的医德和医患沟通能力提出了更高的要求。

（二）出色的管理能力

对管理能力的要求是中医全科医师与传统中医医师的区别之一。中医全科医师的工作不单纯是医疗，而且涉及病人管理、家庭管理、社区健康管理及社区卫生服务团队管理。出色的管理能力是中医在社区发挥效用的保障。因而，中医全科医师必须有自信心、自控力和决断力，敢于并善于独立承担责任、控制局面，具有协调意识、合作精神和足够的灵活性、包容性，与各方面保持良好的关系，从而成为团队的核心之一。

（三）执著的科学精神和自我发展能力

由于中医全科医师工作相对独立，服务人群相对固定，中医学术流派众多，容易导致知识陈旧或技术的不恰当运用。为保持与改善基层医疗质量，科学精神和自我发展能力是中医全科医师必须具备的素质之一。

三、中医全科医师的角色

中医全科医师的工作是将中医药综合运用到医疗、预防、康复、保健、健康教育等多方面，需动用和协调社区内外医疗和非医疗资源。因而，在实际工作中，中医全科医师担当了多重角色。除了与普通全科医师相同的角色，如医师、教育者、协调者、守门人等外，还必须具备中医药的特色。

（一）综合运用中医理论和技能为社区居民解决健康问题的服务者

中医全科医师的知识和技能结构是综合性的，运用所特有的中医理论和多样中医适宜技术，为社区居民解决健康问题。中医全科医师生活在社区中，和居民个人及家庭建立亲密无间的关系，真正实现中医药在预防、治疗、保健、康复、健康教育等方面的服务效用。

（二）指导中医进社区，发挥社区中医应用的综合效益的管理者

中医全科医师作为中医进社区的核心人物，与传统中医医师的区别在于他不仅是一个服务者，而且也是一个管理者。其管理职能至少体现在：①服务不再局限于个人，而是延伸至家庭和社区，做好人、财、物管理，发挥中医药应用的最大效益；②协调好社区卫生服务团队、医患之间及社区各方关系，包括中医药和其他医学的关系；③协助建立和管理具有中医药特色的社区健康网络，运用各类健康档案资料做好健康监测和统计工作。

（三）传统中医知识、技能的继承者

社区卫生服务机构，与社区居民有着相对固定的卫生服务契约关系，且各类中药品种齐全，符合传统中医"前医后厂"的服务模式；中医全科医师既通医道，又明药理，辨脉诊病，针灸推拿，加工炮制，做到了"医知药情，药知医用"。同时也有利于传统中医师带徒人才培养方式的复兴，中医全科医师将成为传统中医药知识和技能的最佳继承者。

（四）中医文化的传播者

中医文化的传播是中医复兴的重要途径。中医知识的传播速度决定了中医对社区居民健康的影响力，也决定了中医事业发展的速度。中医全科医师与社区和家庭之间有着亲密无间的人际关系，能够广泛地参与社区和家庭的活动，利用各种宣传手段随时随地地传播中医文化。

四、中医全科医师应具备的知识和能力

（一）中医全科医师的知识结构

中医全科医师肩负着传承中医药的使命，其特殊的工作环境、利用资源、地位、角色和作用，决定了其知识和能力结构应具备实用性、针对性、适应性和整体性的特征。中医全科医师的知识结构包括以下几个方面。

1. 中医学知识　包括中医基础理论、中医临床各科的知识；中医社区适宜技术的知识；传统中医文化知识，包括中医哲学思想、价值理念、文化功能、人文精神，等等。

2. 全科医学知识　包括全科医学理论与方法、社区常见健康问题照顾技巧。

3. 现代医学知识　基础医学和临床医学知识，结合社区卫生服务实践，以够用为度。

4. 与以人为中心有关的各学科知识　掌握并能整合心理学、社会学、家庭学、伦理学、人际交往等学科理论中能用于理解病人、服务病人的知识。

5. 与服务体系相关的知识　如医疗服务体系利用、医疗管理、团队合作等知识。

6. 与职业价值观形成相关的知识　如服务诊疗的态度、价值观、职业责任感等。

（二）中医全科医师应具备的能力

中医全科医师履行工作职责，应具备以下几方面的能力。

1. 社区中医药的应用能力　熟练运用中医全科医疗的基本原则与方法，解决社区常见健康问题，将中医药应用到社区卫生服务的预防、治疗、保健、康复、健康教育的各方面。

2. 现代医学的诊治能力　熟练运用现代医学的基本治疗技术开展社区常见疾病、疾患相关咨询和治疗服务；能对急症及时开展院前急救，准确把握会诊和转诊时机。

3. 人际交往的能力　中医全科医师是社区居民的朋友，可以协调多种关系、充分利用家庭、社区、社会和专科医院的资源，为病人及其家庭提供协调性、综合性、连续性的中医药保健服务。

4. 经营和管理的能力　具有分析市场需要、推销自己的服务、参与市场竞争的能力；具有规范建立、合理使用和管理健康档案的能力；有能力进行目标管理、质量管理及人事、设备、药品财务管理；能妥善处理遇到的社会和伦理学问题，如保守病人秘密、尊重病人隐私；熟悉相关的法律、法规，能正确做好医疗纠纷的防范和处理。

5. 学习与自我发展的能力　能树立终生学习的观念，掌握有效的学习方法；能积极地参与中医药科研和教学；能始终保持对中医事业的兴趣和热情，保持对病人的爱心和同情心。

第三节　中医全科医疗的优势与特征

中医全科医疗是在城市社区和农村基层发挥中医应有作用的重要模式，是扩大中医服务层面、发扬中医服务优势的重要途径。

一、中医全科医疗的定义

中医全科医疗是在中医学和全科医学的基本理论指导下，整合多学科领域的知识和技能，发挥中医学在基层卫生服务中的特色和优势，解决社区常见健康问题的一种医疗服务。

二、中医全科医疗的基本特征

（一）是一种基层医疗服务

世界上公认的理想的医疗保健体系，应该由三个不同级别的医疗机构组成，而且在医疗服务上分工明确，各负其责，互补互利，相互合作。同样，中医的医疗机构也必须合理分级定位，理想的中医医疗保健体系应该由以社区为基础的基层医疗服务机构、中间的二级专科医院、顶部的三级综合医院共同组成。其中，三级综合医院应该是中西医并用，科研医疗并重，致力于用现代科学研究中医，突出用中医方法解决疑难危重症。二级专科医院则突出中医特色专科，发挥中医在某些疾病上的治疗优势。基层医疗覆盖面大，能够解决社区居民 80%～90% 的健康问题，中医理应融入其中，成为社区居民解决健康问题时最先接触、最常利用的卫生服务手段之一。

（二）是以门诊为主体的服务

中医全科医疗的主要工作场所是在社区卫生服务机构的门诊，中医自古就有"坐堂"行医的传统方式，所以主动服务于社区和家庭是传统中医诊疗活动的特色。从某种意义上讲，古代名医大都是社区医生，而社区医疗所具备的病人情况熟知、便于疗效观察的特点，也使社区成为培养中医名家的场所。中医全科医疗将成为中医进入我国基层卫生服务和医疗保险两种体系的基础，发挥其"守门人"的作用。

（三）是一种新型的医疗服务模式

中医全科医疗不同于以医院为主体的现代中医卫生服务模式，也不是传统中医门诊或"坐堂"服务模式的翻版，而是对中医诊疗服务模式的丰富和发展。现代中医发展过程中，片面强调大医院模式，中医在基层卫生保健中的作用得不到应有的重视，中医学的"全科"特色消失殆尽。中医全科医疗整合现代全科医疗的先进理念，如面向家庭、立足社区、团队服务等，在整体观念和辨证论治的指导下，进一步丰富中医学的价值观和方法论，在全科医疗保健体系中所扮演的角色是其他任何医疗服务所不能替代的。

（四）是综合性的中医医疗服务

中医全科医疗除了预防、治疗、保健、康复、健康教育等内容外，综合性服务还体现在集医、针、药等各种方法为一体。中医学除有药物的内服、外用外，还有针刺、艾灸、按摩、推拿、正骨、食疗等多种预防治疗手段。唐代医家孙思邈认为："若针而不灸，灸而不针，皆非良医也；针灸不药，药不针灸，尤非良医也"。显然把是否同时精通针和药作为评判医生优劣的一个标准。

（五）是中国特色的全科医疗

本土化是全科医学发展的必然途径和重要特点，这就要求我们必须建设有我国特色的全科医学体系。中医学是我国卫生服务体系中最具优势和潜力的资源之一，把两千多年来长盛不衰且被人民群众广泛认可的中医学融入社区卫生服务体系中，无疑是具有中国特色的全科医疗最为重要的内容。

三、中医全科医疗的原则

（一）以人为根本

以人为根本既是中医学，也是中医全科医学的原则之一。因此，中医全科医疗要求时时处处以人为本，常怀悲悯仁爱之心，无论长幼贫富，远近亲疏，以关爱健康、解除疾苦为宗旨。不仅关注人所患的病，更要关注患病的"人"，在整体观念指导下，因人、因时、因地制宜地开展保健养生、防病治病工作，努力做到"手中有术，眼中有人"。

（二）以预防为导向

《素问·四气调神大论》说："是故圣人不治已病治未病，不治已乱治未乱，此之谓也……""治未病"思想不但体现了以预防为导向的原则，也是医学的最高境界。中医全科医师工作在基层一线，担负长期健康照顾的责任，把工作的重心向未病防病推移，可以更好地保障健康，预防疾病。

（三）强调三因制宜

由于天时气候、地域环境和人的性别、年龄、体质、生活习惯等因素的不同，疾病的发生、发展、变化、转归也有所不同，中医全科医疗秉持中医学的三因制宜治则和全科医学以人为中心、以家庭为单位、以社区为范围的服务模式，强调应当针对不同的因素，因时、因地、因人制宜的防治疾病。

（四）注重医患关系

中医学属于人文主导型医学，敬畏生命，强调医疗活动以病人而不是以疾病为中心，始终贯穿尊重病人、关怀病人的思想，从而形成了"医乃仁术"的准则。因此，中医的诊治过程极其重视病人的主观感受，注重与病人及家属的信息交流，这种沟通和交流主观上是中医诊治疾病的需要，客观上更使病人和家属有如沐春风的感觉。《素问·汤液醪醴论》就指出："病为本，工为标，标本不得，邪气不服。"在中医全科医疗中，我们理当更好地宏扬这一传统，加强医患间的交流与沟通，达到最佳的服务效果。

（五）连续、综合、协调

中医全科医疗的健康维护是一个长期的过程。在人体生、长、壮、老、已的不同阶段，人们有各种各样的健康问题需要得到全面持续的照顾。社区中医药卫生服务包含医疗、预防、保健、康复、健康教育与健康促进、计划生育等诸多综合服务形式。中医全科医师善于调动各种资源，协调与健康相关的各种服务，是全科医生开展健康照顾必须坚持的原则。

（六）兼通并蓄多技

中医学历来重视临床各科的兼通，春秋战国时期的名医扁鹊，过邯郸，听说越人贵妇人，即为带下医；到洛阳，听说周人爱老人，即为耳目痹医；到咸阳，听说秦人爱小儿，即为小儿医。清代医家徐大椿更明确指出，凡学医者要以"通科"为目标。所以立足于基层社区的中医全科医师应兼通并蓄，无论妇孺长幼，服务百姓大众。在此基础上，中医全科医师还应当重视医疗技术的全面掌握，药石并举，针灸并用。

（七）立足社区服务

中医全科医疗以社区为平台，开展社区卫生服务。这包含两个方面的意义：第一，以一定区域的人群为基础，以该人群的卫生需求为导向，全科医疗服务内容与形式都应适合当地人群的需求；第二，把社区作为全科医学服务的一个特定对象，将社区居民的个体健康和群体健康照顾紧密结合、互相促进。

（八）健全健康档案

健康档案是卫生保健服务的重要工具，完整而系统的健康档案，还可以帮助全科医师回顾、积累、总结临床经验，评价服务工作的质量、水平及效果，不断发展自我，并可作为医生团队继续教育的重要资源，以及政府及医疗管理机构卫生信息的主要来源。

（九）加强健康教育

健康教育是全科医疗的重要内容之一，通过各种有组织、有计划的教育活动，帮助个体和群体掌握卫生保健知识，树立健康观念，自觉地采纳有利于健康的行为和生活方式，消除或控制健康危险因素，从而达到预防疾病、维护健康、提高生活质量的目的。中医全科医师应努力发挥养生保健的优势与特色，将中医顺应自然、调摄情志、谨和五味、保养形体、房事有节、慎避外邪等养生观，以及精神调摄、药膳食疗、运动功法、四季养生等摄生保健方法传授于居民，改变各种对健康不利的观念、行为及生活方式，从而达到保障与促进健康的目的。

学习小结

1. 学习内容

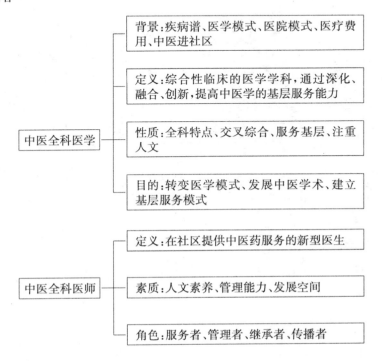

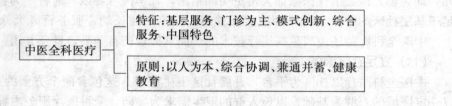

2. 学习的方法

通过与现代全科医学概念的学习比较，结合中医学的全科特色及优势，深刻领会中医全科医学产生的必要性，把握其现实意义和发展前景。

（姜建国　郭　栋）

复习思考题

1. 中医学是全科医学吗？

2. 为什么说中医全科医生是一种新型医生？

第四章　中医全科医疗的服务模式

学习目的

通过对中医全科医疗的诊疗思维模式、因人制宜的个体化诊疗方法、以家庭为单位的中医药服务的学习与掌握，运用系统思维、逻辑思维和辩证思维的思维方式及因人制宜、围绕家庭的服务模式，以维护和促进健康。

学习要点

中医全科医疗的诊疗思维模式的基本特征及方法；以病人为中心的因人制宜的中医全科医疗服务的评价和照顾方法；以家庭为单位的中医全科医疗服务的评价和照顾方法。

中医全科医疗根植于基层，立足社区，面向大众，服务于社区居民及家庭，以整体观念为主导思想，辨证论治为诊治特点，将生物—心理—社会医学模式运用于临床实践，采取因人制宜、围绕家庭、服务社区的服务模式，以维护和促进整体健康为目标，提供亲和、持续、便捷的综合性医疗卫生服务。

第一节　中医全科医疗的诊疗思维模式

临床思维，是指对疾病现象进行调查研究、分析综合、推理判断和决策过程中的一系列思维活动，是将疾病的一般规律应用到判断特定个体所患疾病的思维过程。中医全科医疗的诊疗思维模式是在全科医疗中，对临床具体问题进行比较、推理、判断，在此基础上建立的评价与照顾的思维方式与方法。

一、以病人为中心的整体照顾模式

人体是一个由系统、器官、组织、细胞和生物大分子等多层次构成的有机整体，构成人体的各个部分之间，结构上不可分割，功能上相互协调、相互为用，病理上相互影响。环境包括了自然环境和社会环境，人生活在自然和社会环境中，人体的生理功能和病理变化，必然受到家庭、社区、社会、国家等社会条件和自然生态环境的影响，人体是通过与周围环境的相互作用和系统内部的调控能力来维持健康状态。因而，要求全科医师在观察、分析和处理健康和疾病等问题时，必须以人为中心，注重人体自身的完整性及人与自然、社会环境之间的统一性和联系性。在生物—心理—社会医学模式指导下，从维护病人利益的立场出发，运用综合性、系统性分析思维方法，做出生物、心理、社会的综合评价与临床决策，以期为个人、家庭与社区提供连续性和多学科的整体性照顾，这也是以病人为中心的临床诊疗的基本模式。

整体思维是在整体观的基础上形成的，中医全科医疗在研究人体正常生命活动和疾病变化时，既注重人体解剖组织结构微观的局部的观察，又重视人体内在各脏腑器官的功能及脏腑组织器官之间的整体联系，关注宏观的外界环境与人体之间的统一和谐，构建了整体和局部结合、实体和关系结合、理性与直觉结合的以病人为中心的整体照顾的诊疗思维模式。

（一）整体和局部结合的诊疗思维

在生物医学模式中，专科医学强化了对人体局部组织结构、细胞学和分子生物学研究，发现了微生物等致病因子，这些科学事实使人们对健康与疾病有了较为正确的理解，但在临床上并不能完全解释人体复杂的生理病理变化，人们认识到人具有社会属性，健康或疾病与社会的文化、心理等因素有关，而且这些因素可诱使许多疾病的发生与发展，因此，在全科诊疗过程中，要全面考虑在症状的背后揭示出潜在的心理、社会、文化问题，要联系家庭、社区诊断，用多维的整体和局部结合的诊疗思维方式去观察和解决健康和疾病问题。

中医全科医疗临床思维注重整体方法的研究，认为构成人体的各个局部出现的变化都与整体功能有关，研究人体的生理活动和病理变化，乃至疾病的诊断、预防和治疗等方面，都把人体放在环境中去考察，进而形成了天人一体的整体诊疗思维方式。如面部、耳、舌、寸口、足掌面等，是人体生命信息的表达部位，都可反映整体生命活动的情况。在诊断中，诊察这些局部部位的变化，如色泽、压痛、舌质舌苔和脉象的变化，可测知内在脏腑的不同性质和不同层次的病变。在治疗策略上，除了针对局部健康问题进行调整，还要注重整体层次的调整。如中医针灸学中的足部疗法，提出"从阴引阳，从阳引阴"和"病在上者下取之，病在下者高取之"等治法，既注重整体调整，又是整体和局部结合的诊疗思维的具体体现。

（二）实体和关系结合的诊疗思维

人体脏腑形体官窍的某些功能，虽然通过分析脏腑形体官窍的形态结构可以认识，但复杂的生命活动，脏腑之间的功能联系，靠分析其形态结构是难以做到的。因为人体并非器官系统构成简单相加，要完整地理解个人，只有深入研究各器官系统间的相互联系和相互作用的关系，分析机体、心理、社会三方面之间的内在联系和相互作用的机制。

基于整体观，全科医师在整体治疗方案的选择和制定时，既要考虑治疗疾病的需要，又要考虑病人及其家属的需求，耐心听取病人及其家属的参与意见；既要考虑对健康问题的干预效果，又要总体评价病人心身状态和生活质量。处理好症状缓解与疾病治愈的关系，躯体症状与心理负担的关系，短时效应与长远效应的关系，治疗结果与经济承受力的关系，治疗方法与社区条件的关系，病人需求与社会现状的关系，提供连续、全方位的整体照顾。

（三）理性与直觉结合的诊疗思维

中医全科医疗中，对于健康问题的评价，常采用思维方法有：模型辨认法、穷尽推理法、假设与演绎法和流程图临床推理法。

从病史的收集与分析入手，进行模型辨认、或穷尽推理、或归纳演绎、形成假设，将这些假设按照患病率、严重性和可治疗性来排列优先顺序，向病人提问来检验假设，根据病史与问诊所获得的信息有针对性地进行查体，进而对依据症状、体征和病史所提出的假说逐一进行确认或排除，为此选用相应的必要的实验室检查和辅助检查项目，并请病人按时接受随访，验证或修正诊断。按诊断目的与性质分为：①病因学诊断；②病理解剖学诊断；③病理生理学诊断；④疾病的分型与分期；⑤并发症诊断；⑥伴发疾病诊断；⑦临时诊断，如腹痛待查；⑧家庭诊断；⑨社会、心理问题诊断；⑩联合使用前面数种诊断的综合诊断。这是理性与直觉结合的全科基本评价过程。

二、以问题为导向的系统思维模式

系统思维方法把系统的观点用于分析和综合事物，把思维对象当作多方面联系、多要素构成的动态整体来研究，进而对思维对象之间及其与内外环境之间的作用与联系进行全面的把握和综合的分析。中医全科医疗的诊疗模式更强调关注个人的主诉、常见症状、体征、诊断性试验检查结果，以及与病人的疾病和健康有关的心理、行为、社会、经济、文化等方面的问题，采取以问题为导向的系统思维模式，利用以问题为导向的健康档案记录，有效地评价与照顾健康问题。

（一）以评价为手段的溯因思维

评价就是将个人的健康问题根据一定的条件或标准划分到相应的范畴之中，对于全科医师来说，评价的内涵已不再停留在疾病范畴的划分上，而是扩展到健康问题性质或类型的鉴别上。因此，诊断策略不仅注重临床资料的预测价值，标识危险问题，而且还应关注病人的完整背景和生活问题，对健康问题鉴别分类（图4-1）。

1. 标识危险问题　对全科医师来说，判断是否为急症的能力要比处理急症的能力更为重要。因为不论疾病如何复杂，只要不是急症，就可以从容地进行处理。如果是急症，则要求全科医师及时做出准确的判断，进行适当的处理之后，立即转诊。从全科医师的工作性质出发，绝大多数的急症，特别是外科急症，必须转诊，因为即使全科医师有进行外科手术的能力，在家庭治疗条件下，也难以开展手术治疗。

在鉴别诊断时，"VINDICATE"鉴别诊断法是一种简便易行的排除威胁病人生命疾病的方法，即按照病理学的分类方法将全部疾病分为9组，进行鉴别时以成组疾病纳入或排除来思考问题。"VINDICATE"就是按循环、血管疾病（vascular disease）、炎症（inflammatory disease）、新生物、肿瘤（neoplasm）、退行性变（degenerative，deficiency）、中毒（intoxication）、先天性疾病（congenital disease）、自身免疫病（autoimmune disease）、创伤（trauma）、内分泌、代谢性疾病（endocrine disease）这9组疾病名的英文字头拼写而成的。

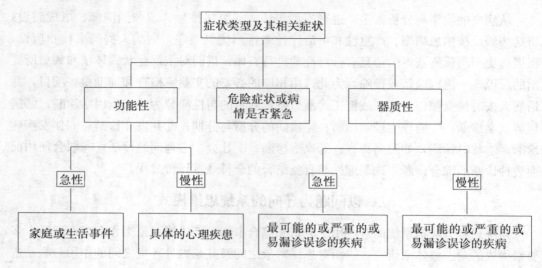

图 4-1 临床症状的诊断鉴别分类图

2. 问题鉴别分类 在社区医疗实践过程中，全科医师往往先采用集中思维，再采用发散思维，反复交替，最终达到完整地理解和解决病人的健康问题的目的。集中思维是指医生针对某一可能的诊断假设，搜集资料，来证实诊断假设思维方式。如采用封闭式问诊、针对性的实验室检查等，以疾病为中心，在分子、细胞、组织、器官、系统的水平上来对疾病的问题进行微观研究。发散思维是指医生从病人的角度出发，思考可能与病人有关的所有因素和关系，从而完整地理解病人及其问题。如采用开放式问诊、会谈、观察，以病人为中心，在个人、两个人、家庭、社区、社会和生态环境等水平上来考虑健康问题，以健康问题为中心，面对所有的人，贯穿各个生命周期，覆盖防治疾病、保护人民健康，以生物—心理—社会医学模式为指导，提供全方位服务。

全科医疗中临床常见的问题有：从症状入手的健康问题，从疾病入手的健康问题，从器官系统入手的健康问题，从行为科学和社会科学方面入手的健康问题，如吸烟、酗酒、毒品、家庭暴力、文化低与健康知识贫乏、营养不良、记忆力减退、避孕、早孕、儿童早期智力开发、计划免疫、难对付的病人、各种预防保健、各种健康教育等问题。

（二）以平和为目的的决策思维

平和内涵着平衡与和谐两层意思。平衡指不偏不倚，无太过、无不及的状态；和谐，是对一切有内在联系的事物进行协调，使之达到和谐状态的过程。中国古代称"中庸"、"中行"、"中道"，是哲学中重要的思维方式，这种平衡与和谐的思想也贯穿在中医临床诊疗思维中，《素问·生气通天论》谓："阴平阳秘，精神乃治"，人体的相对平衡协调意味着健康，若体内的平衡失调，则人体由生理状态转为病理状态，针对健康问题发展过程中出现的平衡失调，中医学对于疾病的治疗，在于纠正失"平和"的无序状态，"损其有余，补其不足"，使其达到"平和"有序。

全科医师解决社区常见健康问题时，服务目标已不仅仅是缓解症状或治愈疾病，而还包括预防疾病、满足病人的需要，中医全科医疗以"平和"为目的治疗目标可包括：

治愈疾病，预防疾病复发，限制结构或功能创伤的继续发展，预防并发症的发生，缓解现有的症状，维护病人的尊严，改善病人的生命质量，让病人舒适而有尊严地死亡等方面。因此，全科医师解决病人的健康问题时需采取综合性的干预措施，整体干预方案的选择和制定时，要从生物、心理、社会不同层面，个人、家庭、社区不同角度处理好以下几种关系：症状缓解与疾病治愈的关系，躯体症状与心理负担的关系、短时效应与长远效应的关系、治疗结果与经济承受力的关系、治疗方法与社区条件的关系、病人需求与社会现状的关系。并根据健康问题的性质，正确地做出治疗决定，如治愈性治疗、诊断性治疗、姑息性治疗、预防性治疗、对症治疗、支持性疗法、康复性治疗、转诊、临终关怀照顾等临床治疗策略。

三、以证据为基础的辩证思维模式

为了使中医全科临床诊断与治疗决策更接近于事物的本质，体现出全面、连续、综合、协调的整体服务，需采用以证据为基础的辩证思维模式认识临床规律，以期有效处理健康问题的现象与本质、器质性与功能性、一元与多元、常见与少见、全身与局部、典型与非典型、良性与恶性、动与静、诊断与治疗、病人与疾病的辩证关系，从而达到人体整体功能动态平衡。

（一）中医全科诊疗思维的辩证原则

辩证思维是指以变化发展视角认识事物的思维方式，是客观辩证法在思维中的运用。中医全科医疗辨证思维模式要求观察问题和分析问题时，运用对立统一思维法、质量互变思维法和否定之否定思维法，以联系、发展、动态的观点观察问题。在临床诊断过程中，坚持实事求是的原则，避免主观臆想、自圆其说的主观性思维，力求减少误诊；诊断时首先考虑常见病、多发病，以及当地流行的传染病、地方病，用发病率和疾病谱观点选择诊断法则；先考虑器质性疾病，后考虑功能性疾病的原则，以免延误疾病的治疗时机，注意避免过分夸大和依赖仪器的唯仪器论性思维方法；首先考虑可治性疾病的原则，在没有完全确诊为不可治疾病以前，先考虑可治性疾病，尽可能减少贻误治疗的可能，注意避免僵化处理的习惯性思维。

（二）中医全科诊疗流程的逻辑方法

在中医全科医疗的诊疗思维原则指导下，基于形式逻辑思维方法，在分析采集的病史与生物—心理—社会资料时，要求思维前后连贯，不能既肯定它，又否定它，做出自相矛盾的判断。在模型辨认、归纳演绎、建立与检验诊断假说时，对同一对象所做的判断，不能在推理的过程中偷换或混淆概念和判断。在明确处理目标与方案时，要判断证据的真假或临床可供选择的诊疗方案优劣，决策和执行方案不能模棱两可或模糊不清。中医全科医疗的基本诊疗流程如图 4-2 所示：

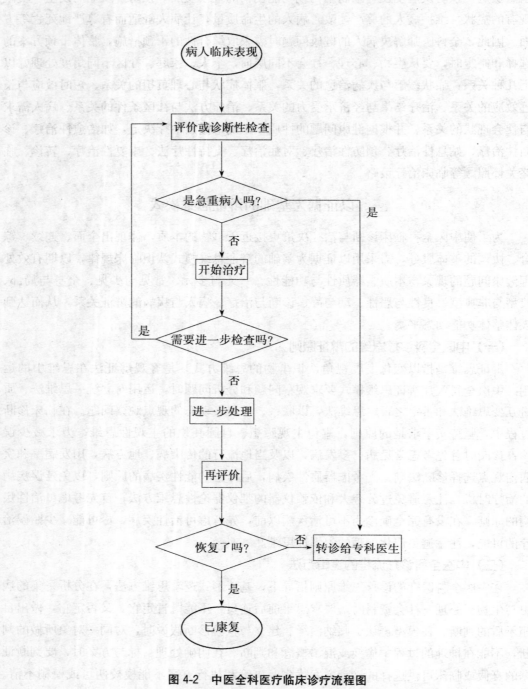

图 4-2 中医全科医疗临床诊疗流程图

图 4-3 展示了中医全科医疗流程在处理急性腰扭伤时的逻辑思维过程。

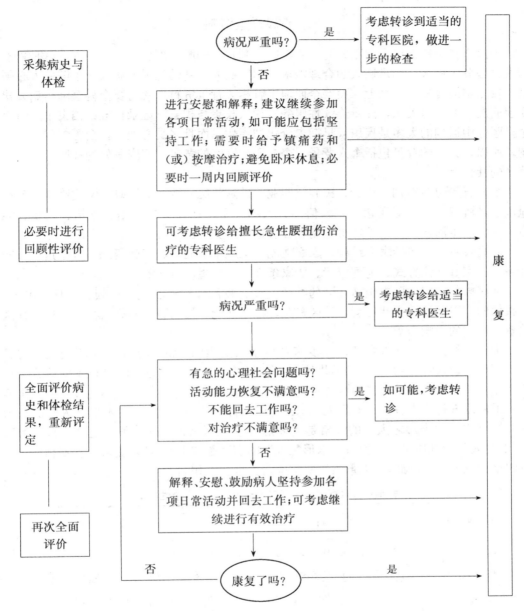

图 4-3　中医全科医疗流程在处理急性腰扭伤时的临床思维过程

第二节　因人制宜的个体化诊疗方法

中医全科医疗保健服务，面向社区全体居民，包括健康人和病人，并以服务的整体性和个性化相融为特征。还要运用基本接诊技巧，全面分析症状、体征，系统地了解个人背景资料，多从病人期望与需求角度分析病人的就医原因，以期更利于个人健康维护。

一、了解背景资料

中医全科医疗提出了"以人为中心，因人制宜"的服务理念，其核心内容就是理解病人、服务于病人、满足病人的合理需求。理解病人的基础是了解病人，了解病人必须基于较完整的背景资料之上。而要全面地了解相关背景资料，就需要全科医师与病人建立起朋友式的医患关系，提供连续性服务，深入收集与积累，记录在健康档案中。由于全科医疗中遇到的大多是疾患或早期未分化的疾病，而且多受心理、社会等多因素的影响。所以，完整的背景包括个人背景、个人所在家庭的背景、家庭所处的社区背景以及社区的社会背景。

个人背景包括性别、年龄、民族、职业、婚姻状况、籍贯、爱好、文化修养、政治地位、经济状况、价值观念、宗教信仰、人际关系、社会支持网络、性格、气质、能力、抱负、生活挫折、心理防御机制和社会适应状况等。

家庭背景主要包括家庭结构、家庭功能、家庭生活周期、家庭资源、家庭角色、家庭关系、家庭交往方式、地理位置、居家条件、主要生活方式等。

社区影响健康的因素包括社区的社会制度、政治和经济状况、种族、文化、习俗、宗教信仰，以及社区自然环境、社区资源、社区功能、社区服务网络、社区意识、社区关系、社区的影响力等。

中医全科医师要从宏观整体角度来观察个人健康问题的背景及个体所表现的特异性。例如，《黄帝内经》中详细地描述了人的气质、行为、能力、体质和体型的分类特征及相互间关系，以及这些因素与疾病的发生、诊治的关系。在《灵枢经·阴阳二十五人》中依据五行将人分为"五形人"（表4-1），就个性特征而言，"木形之人"的能力是"好有才"；"火形之人"的性格是"多虑"；"土形之人"的价值观是"不喜权势"；"金形之人"的气质是"静悍"；"水形之人"的态度是"不敬畏"，侧重点各不相同，适应四季状况不同，因此，"五形人"的求医行为也各不相同。

表 4-1 《灵枢经·阴阳二十五人》五形人个性类型

分　型	个 性 特 征	适应四季状况
木形之人	好有才，劳心，少力，多忧劳于事	能春夏不能秋冬，感而病生
火形之人	疾心，轻财，少信，多虑，见事明	能春夏不能秋冬，秋冬感而病生
土形之人	安心，好利人，不喜权势，善附人	能秋冬不能春夏，感而病生
金形之人	身清廉，急心，静悍，善为吏	能秋冬不能春夏，感而病生
水形之人	不敬畏，善欺，戮死	能秋冬不能春夏，春夏感而病生

正如医学之父希波克拉底所说："了解你的病人是什么样的人，比了解他们患了什么病更重要"。完整的背景，不仅有助于全科医生理解病人，更好地服务于病人，维护健康，而且还有助于分析病人的求医原因。

二、分析求医因素

《医学源流论》说："凡人之所苦，谓之病；所以致此病者，谓之因"。《三因极一病证方论》说："凡治病，先须识因；不知其因，病源无目"。病人就诊的原因不仅仅是疾病的严重性，它更涉及病人对症状的理解以及功能障碍对病人的影响和意义。研究发现，出现症状后，30%～40%的人不理会这些症状，30%～40%的人会采取自我保健措施，10%～20%的人会征询亲戚朋友的意见或寻求民俗治疗，仅5%～20%的人寻求专业性的医疗服务。从不同层次的医疗保健部门求医人群分析，人们产生就医行为的类型分为主动求医型和被动求医型。McWhinney在《超越诊断》中描述了促使病人就诊的七大原因：①躯体方面的不适超过了忍受的限度；②心理上的焦虑达到了极限；③出现信号行为，如病人认为发现了一些可能与疾病有关的症状或体征等信息，希望与医生一起讨论或做出诊断；④出于管理上的原因，如就业前体检、病假条、医疗证明、民事纠纷等；⑤机会性就医，如病人仅仅因其他原因有机会接触医生，而顺便提及自己的某些症状，机会性就医常可以发现一些早期的疾病；⑥周期性健康检查或预防、保健的目的；⑦随访，如病人应医生的预约而就诊，主要为一些慢性病病人。可见促使病人就诊的原因，除常见的生物学的原因外，心理原因、社会原因也是其就诊原因，如果医生只注重生物学原因，忽略其他原因，施行的服务则缺乏针对性，也难以满足就诊者的需要。影响求医行为的因素主要源自病人的疾病因果观和健康信念模式，病人的多层次的需要，患病体验、痛苦感受等以及相关的家庭因素和社区因素对病人的影响。

（一）健康信念模式

健康信念模式是病人在其自定义健康概念的基础上反映出来的对自身健康的关心程度，主要涉及求医行为的价值和可能性。它存在两个主要影响因素，一是对疾病威胁的感受，包括疾病严重性及个人的易感性；二是对保健行为带来利益的认识。一般认为某个特定疾病的威胁较大而采取求医行为所产生的效益很高，则个人就可能求医，以获取适当的预防或治疗等措施；反之，则可能不会求医。这两方面个体化的影响因素又会受到来自社会与自然等修正因素的影响，如年龄、性别、种族等人口学特性影响；人格、社会地位、同辈及相关团体压力等社会心理因素影响；医生、家人或同事的告诫及宣传媒介的诱导等他人行为的提示，以及以前与疾病的接触经验和获得的知识等建构因素影响。可见健康信念模式与求医行为直接相关。珍惜健康的人常因轻微的症状而就诊，而忽视健康价值的人却往往延迟就诊，延误治疗时机。因此，全科医师应该了解病人对自身健康的关心程度，及其对有关疾病严重性和易感性等问题的认识程度。此外，健康信念模式还会影响病人对医嘱的顺从性，影响病人与医生的合作程度，同时也影响病人对疾病的焦虑程度和应对方式。家庭成员中个人的健康信念模式可相互影响，如病人的求医行为常常受其配偶或父母的健康信念模式的影响。帮助病人建立正确的健康信念模式是维护个体健康的重要基础。应该让病人认识到，拥有健康是人生的最大财富，个人应该对自己的健康负责，珍惜和努力维护拥有的健康，并积极采取促进健康的措施。

中国传统文化蕴含着十分丰富的健康学思想，中华民族之所以能够在几千年的繁衍中生生不息，与儒家、道家、释家，抑或是中医独特的健康文化氛围是分不开的。儒家比较重视人类社会的健康、和谐、稳定的发展；道家孜孜以求的恬静淡泊、随心所欲的境界，是心理健康的重要标志，也正是道家对现代健康学的重要贡献；释家在阐述身体健康与心理健康的关系时指出，内心的宁静与寿命的长短有密切的关系，心灵越宁静，寿命也就越长；中医学则认为人体健康的标志为"阴平阳秘"，即阴气平顺，阳气固密，《黄帝内经》将健康状态的人称作"平人"。临床调查发现，有不少人在医院检查后尽管未发现疾病，但仍然认为个人存有健康问题，常常求助于中医，期望给予治疗。由此可见，在生物医学模式中，健康目标是由疾病或生理缺陷来确定的，诊断和健康目标十分相似，其治疗目标诸如治愈或缓解，而以病人为中心的医学模式和中医学却意识到健康的相对性，设定目标时必须衡量每一个病人的客观需要和主观愿望，以便清楚地制定切实可行的、特定的、医患双方都认同的健康目标，鼓励病人尝试达到其最佳健康状态的机会。

（二）疾病因果观

疾病因果观是指病人对自身疾病的因果看法，是病人解释自身健康问题的理论依据，受个人文化、家庭、宗教和社会背景等因素的影响。病人通过医生、朋友、家庭成员、书籍、网络等渠道收集信息，使自己具备了一定的医学保健知识，并能认识机体亚健康或患某些疾病的信号，根据个体性的疾病因果观，产生相应的求医动机与求医行为。如果个人认为自己的健康问题是由生物因素引起的，就会要求医生开具药物；如果个人认为自己的健康问题是由精神紧张引起的，就会要求医生提供解除精神紧张的方法；而如果个人认为自己的健康问题是由鬼神附体引起的，就会求助于巫医。不正确的疾病因果观，可能会导致病人过度求医、或拒绝求医等不良就医行为。

医生若不了解个人的疾病因果观，就无法正确认识个人求医的主要原因，无法正确理解个人陈述问题的方式以及症状的真实意义，也容易遗漏一些重要的资料。由于疾病因果观与个人的文化背景、信仰、家庭因素等多因素相关，个体性的疾病因果观的改变与重建都需要时间来磨合，甚至还存在难以转变的情形。因此，全科医师有必要在了解个人疾病因果观的基础上，对个人作详细的解释，争取在疾病因果观上与个人取得一致，减少不健康的就医行为。如全科医生可以通过与个人讨论问题，了解病人的疾病因果观：你认为自己得的是什么病？你认为得病的主要原因是什么？这个问题困扰你多久了？你觉得问题有多严重？你认为问题如果不处理会有什么后果？患病给你带来了什么样的不便？你害怕什么？你想接受怎样的治疗？需要关注的是，个体化的疾病因果观在各类传媒的宣传、社区广泛而持久的公共卫生教育及医生、家人正确的疾病因果观影响下可能会由量变到质变。因此，中医全科医疗服务要从个人、家庭及社区入手，真正体现预防、治疗、保健、康复一体化的服务。

（三）患病体验

患病体验指病人经历某种疾病时的主观感受。从社会学角度分析病人的患病过程，一般分为十个时期：①觉察到一些不连续的身体功能障碍；②感觉到一些不连续的疾病症状；③尝试某种形式的自我保健；④利用家庭内可得到的内部资源；⑤利用某些非专业的外部资源；⑥求助于职业性非医疗资源；⑦求助于医生；⑧诊断与评估；⑨制订和实施处理计划；⑩治愈或成为慢性疾病或死亡。

一般患病体验主要表现为七个方面。①精神与躯体的分离感。②孤独感与无助感：

这种与世界失去联系的感觉，是病人产生失去独立和失去控制自身或他人能力的感觉，最后产生一种深刻的悲痛感，病人体验到孤独、依赖、悲哀、愤怒、内疚和自责。愤怒可以投射到医生或其家人身上，表现为无端的指责。③恐惧感和焦虑感。合理的恐惧主要来自严重的疾病，而不合理的恐惧和焦虑常来自微小的疾患，与病人对疾患的错误理解有关，是病人常有的体验，与疾病的严重性无关。④对健康充满羡慕。失去健康的人大多对健康充满了羡慕，对医生来说这是一个实施健康教育的最好时机。⑤疾患可以损害理性的本能并容易被激怒。病人在患病后感到烦躁不安，无法集中注意力，无法保持内心的平静，难以接受混乱不堪的现实，很容易被激怒，最讲理的人也可以变成不讲理的人。全科医师要理解和容忍病人的易激惹的情绪，促使病人利用自己的力量去控制和维持内心的平静。⑥失去时间变化的感觉。由于人体的自然节律，如饮食、睡眠、工作、休息的节律都被打乱了，病人往往感觉时间是缓慢流动的或凝固的，延长了病人体验痛苦的时间。⑦拒绝接受症状并由此产生紧张心理。如慢性病病人所出现的症状和体征并非一过性的，病人必须带病生活一段时间甚至终身。拒绝接受症状会增加病人对症状的敏感性，把过多的注意力集中在症状上，不利于适应带病生存的状态，而病人一旦接受症状后往往紧张也就减轻了。

　　疾病带来的痛苦体验是非常个体化的体验，一种总体的感觉，它只是疾患的一个方面，而不是疾患本身。痛苦包括肉体的、精神的和道德的三个方面，在临床治疗时，人们常常较多关注于缓解病人肉体上的痛苦，而忽视了肉体、精神和道德痛苦的相互交错。如果疼痛是慢性的，或疼痛的原因不清楚，或病人感觉到疼痛无法被控制，则疼痛引起的痛苦较严重。如果病人的疼痛还没有被一种疾病诊断所证实，如果亲属或医生对疼痛的真实性表示怀疑，病人将遭受更多的痛苦。而最严重的痛苦是替代性的痛苦，即看到自己所爱的人因自己的过失而遭受痛苦时，将产生极度的痛苦。需要与痛苦区分的是疼痛，疼痛可以被有效的药物或医疗措施所控制或缓解，但医生却无法保证病人不受痛苦，医生所能承诺的是对病人的痛苦保持敏感并表示关心、同情和支持。

(四) 患病行为

　　病患角色是与疾病被确诊相关联的。一个人一旦被确诊为疾病时，他就在社会上扮演了病人角色，出现相应的疾患行为。如一位中年男性肺癌病人，手术后半年复检时发现新转移灶后，服用大量安眠药，自杀身亡，经检查认定手术成功，术后给药合理。实际上，如果我们完整地了解病人，就能理解疾患对病人所包含的意义以及随后出现的疾患行为，该病人死亡原因是肺癌术后丧失工作机会，家庭经济困难，妻子携子与之离异，唯一感情依靠的母亲因操劳过度死于意外事故，病人丧失了生活的希望，对健康采取漠不关心的消极态度所致。由此可见，疾患对病人生活的影响往往是多方面的，包括：①危及躯体功能甚至生命，威胁机体的完整性；②搅乱生活规律或正常活动受到限制；③造成了经济拮据或社会地位的改变；④导致某些关系受到威胁或破裂，如恋爱、婚姻关系或工作关系等；⑤威胁个人的生命；⑥导致生活意义的丢失；⑦打断重大人生计划。

　　总之，患病体验、痛苦感受和疾患行为都是影响求医的主要因素，同种疾病在不同的个体上患病体验、痛苦感受和疾患行为各不相同，不同的疾病可能在个体上表现出相同的患病体验和痛苦感受。因此，在临床上要注意病人的患病体验，审证求因，辨病与辨证相结合，辨析该病目前处于病变的哪一阶段或是哪一类型，依据个人的临床表现及感受，综合施治。

（五）病人角色

病人角色是指从常态的社会人群中分离出来的，处于病患状态中，有求医行为和治疗行为的社会角色。当人患病之后，其社会身份与角色就开始发生改变，并被要求表现出与病人角色相符合的行为，从而具有一定的特殊义务和权利。

病人角色赋予其病人的权利和义务：①解除或部分解除病人在健康状态时的社会责任的权利。病人受到社会的照顾，得到治疗和休息的机会，减轻病人的生理心理负担，体现出病人作为社会人的基本权利。②受到社会的尊重与理解的权利。理解病人在病态下的身体与心灵上的痛苦，对于那些病态下的心理变化给予理解、帮助，减轻他们的痛苦体验，这正是病人的社会人格所需要的。③及时就医、争取早日康复的义务。病人要为社会公共利益着想，及时寻求医疗帮助、解决病态，特别是传染病的病人，控制传染、及时治疗的问题，已经涉及社会公共利益，病人必须求医，并应寻求社会承认的正规医疗方式，这是病人的社会责任和应尽义务。④遵守医疗保健部门有关规章制度的义务。如遵守医院的就诊、住院、探视等规章制度，以维护医疗保健服务的秩序和质量。总之，病人角色的首要义务就是要寻求帮助、积极求医。

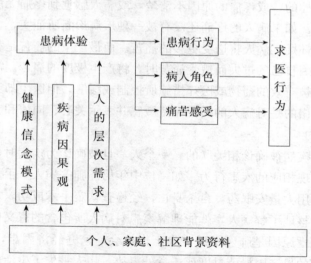

图 4-4 影响求医行为的因素

综上所述，影响求医行为的核心因素是个体化的疾病因果观和健康信念模式，而个人的患病体验、痛苦感受、患病行为及其相关的家庭和社区因素是影响求医行为的重要构件（图 4-4）。此外，个体性的求医行为还影响着个人对医生的期望。所以，中医全科医疗以个人为中心的服务模式中还要求医生要充分理解病人的期望。

三、理解病人期望

病人总是带着期望来就诊的，病人对医疗服务的满意度实际上主要取决于病人期望被满足的程度。通常是病人的期望值越高，就越容易产生不满和失望。了解病人的期望，有助于医护人员有针对性地不断改善自己的医疗行为和服务技巧。全科医师需从生物—心理—社会的角度整体上理解病人的各种个体性和期望，并满足病人的合理期望。

（一）理解病人对医生医疗技术的期望

病人对医生医疗技术的期望是第一位的，病人总是期望医生能准确迅速地做出医疗诊断，药到病除。病人期望通过就医得到的结果是：自己的病情是清楚的，诊断是明确的，处置是得当的，效果是明显的。医生要理解病人这种期待，竭尽全力做好医疗。当然，有些病情医生也无能为力，对此，在保护性医疗原则下，做出适当的答复。需要理解病人不希望听到"你的问题不属于我这个专科"，"你的病我看不明白"或"你的病我已经没有办法了"之类的话，当事实上必须面对这样的情况时，若转告其"还需要进一步的检查"，或"需要转由其他科室进一步诊治……，"也许更婉转、温和一些。

（二）理解病人对医生服务技巧与态度的期望

病人总是期望医生能说服自己，让自己了解问题出现的病因病机，并有机会参与讨论，发表自己的意见和看法，最后能与医生一起决定处理问题的方案。当病人的期望与医生的能力和原则相矛盾时，应及时了解病人及其家庭的需求，耐心地加以解释。

（三）理解病人与医生建立起朋友式的关系的期望

由于医生所处的权威和决定者的位置，使病人无法与医生进行平等的交往，而病人在感情上又有许多特殊的需要，病人希望与医生进行感情交流，成为朋友，建立互相尊重、互相关心的平等关系，以增强自身的安全感和战胜疾病的信心，所以医生的感情支持是病人康复最有效的动力。

（四）理解病人有发挥自身的主观能动性的期望

病人往往因专业知识受限而处于被动接受者的地位，这就增加了盲目遵医带来的治疗的危险性，降低了治疗的效果。全科医师通过教育、咨询和帮助，充分调动病人的主观能动性，使病人发挥自我康复的潜力，有效解决自身问题，使其享受平等医学帮助的医疗服务权和自主选择权，享受医疗活动的知情权和同意权，享受保护个人秘密的保密权和隐私权。应推广采用"医生建议，病人决定"的医疗服务方式，病人有权接受或拒绝某些常规或特殊诊疗措施的实施，并有权知道自己的接受和拒绝行为可能产生的良好或不良后果。医生有权对其耐心劝说解释，但不得强迫。对违背病人意愿进行的临床实验，病人有权拒绝。

（五）理解病人对医生提供帮助的期望

有时病人也需要医生提供其他方面的帮助，如开具假条、疾病诊断证明和进行体检等。在疾病诊治过程中，病人有权要求对所有和自己有关的生理心理状态、病情讨论、病程记录、医疗方案等加以保密。即使某些信息并不直接与病人相关，也应征得病人同意后方可公开，更不允许以病人的生理缺陷或隐私秘密当作谈资。

（六）理解病人对医生高尚医德的期望

病人就医往往最直接的愿望就是希望医生工作认真、耐心和蔼、情操高尚、平等待患；自己能与医生平等轻松地交往，让医生充分倾听自己的诉说，与医生建立起朋友式的互动关系。医生任何的含糊其辞、随意、拖延、试探或推辞等行为，都会使病人感到不愉快和不被接受，从而丧失与医生合作的基础。作为医生要理解病人对医生的人格和医德的期望。

（七）理解病人对医疗条件和医疗环境的期望

在接受医疗帮助过程中，病人希望医疗服务的软硬件服务质量都能满足自身的需求。如病人希望就医环境舒适隐秘，就医流程简捷合理，候诊时间尽量缩短，诊治结果明显有效，希望使用最先进的医疗设备、药物和新技术，期望在较低的消费水平上享受更完善的医疗服务等。

四、尊重人的需要

人的需要是人的生命活动的内在规定性和存在方式，心理学家马斯洛把人的基本需要分为从简单到复杂、从低级到高级发展的五个层次，即生理需要、安全需要、爱和归属的需要、尊重需要、自我实现的需要。

（一）尊重人的生理需要

生理需要是人类最基本的需要，是机体的本能反应，如饥饿、性欲、疲劳、睡眠等，也是维持人类生命、生长发育的基础。人的求医行为与生理功能失常，不能满足个人的生理需要密切相关。对病人来说，保持躯体的完整性和生命系统正常运转是就诊的第一需要，因健康问题就诊的病人的第一需要就是解决生理需要问题。

（二）尊重人的安全需要

当个人生理需要得到相对的满足后，安全需要就成为首要的需要，既有对稳定、依赖以及免受惊吓、焦虑和混乱折磨的需要，也表现出对体制、秩序、法律、界限的需要及对保护者实力的要求。病人都希望在一个安静、有序、洁静的有安全感的医院就医，并要求医生要有高度的责任感和细心诊治、耐心说明的工作态度。安全需要决定了病人对医院和医生的选择，它不仅影响病人的就医行为，而且与病人的症状、治疗、康复有着密切联系。如一些医院因医疗事故频繁发生，病人觉得没有安全保障，而出现门诊病人就诊量下降的情况。

（三）尊重人的爱和归属的需要

爱的需要是指个人有同他人保持一种充满深情和厚爱的关系的渴望，给予他人爱的同时，也接受他人的爱。归属的需要是指个人渴望在家庭和社会团体中有一席之地并为达到这个目标而努力。病人对爱的需要往往会直接投射到医护人员身上，希望与医护人员建立一种充满爱的关系，希望能被医护人员所接受，得到医护人员的爱护和帮助。同时，病人也希望在适当的时候报答医护人员，这种需要的满足对病人来说是一种有效的治疗和支持。

（四）尊重人的自尊的需要

自尊的需要指人都有一种对于自尊、自重和来自他人的尊重的需要或欲望。满足自尊的需要，就让人获得一种自信，让人觉得自己有能力、有价值、有位置、有用处，是不可或缺的，这是健康必不可少的心理状态。而病人往往因病而丧失了某些能力，处于自卑或被动地位，反而增加了对自尊的需要，医生的重视和尊重的态度，可以增加病人对就医的信心，有利于病人的治疗与康复。在现实生活中，医生往往扮演权威和决定者角色，这使病人无法与医生进行平等的交往，病人的尊严和权利也就无法得到应有的尊重。医生只有与病人成为朋友，进行平等交往，建立互相尊重、互相关心的平等关系，才能充分尊重病人的尊严和权利。

（五）尊重人的自我实现的需要

自我实现的需要是指个人有一种使自己的潜能得以发挥，实现自我价值的最高欲望。主要表现为对事业、对工作表现出极大的热忱。而健康问题往往干扰了病人自我实现的计划，使病人产生痛苦和焦虑。病人的欲望和痛苦有可能改变病人的求医行为，医生要在理解病人的基础上，帮助病人摆正疾病与健康的关系，使病人能做力所能及的工作，以增强病人对医嘱的依从性和康复的信心。

五、采用适宜技术

全科医师常常遇到的健康问题是生物—心理—社会问题交织，各个年龄组的问题交错，个人、家庭和社会的问题交融，聚焦反映在急性病的处理、疑难病的转诊、慢性病的照顾、传染病的管理、个体和群体的卫生宣传教育、病后的康复各种层面，这就要求全科医师必须利用整体的方法辨证求因，获得"健康问题"的三维印象诊断，同时还必须具有敏锐的观察力、清醒的头脑、广博的学识、丰富的生活经验、缜密的思维推理和精湛的物理诊断能力去判断各种健康问题。由于全科医疗的工作环境决定了很少使用高技术辅助手段，不能过多依赖大量精密仪器和实验室检查判断疾病，这意味着全科医师应有娴熟灵活的接诊技巧，对临床健康问题评价时更多地善于应用概率方法，建立诊断假设，并重视基本体格检查，适当地采用各类功能状态量表等适宜技术。

（一）重视基本接诊技巧

中医全科医师作为基层医生，承担着各种健康问题的首诊工作，有些是疾病早期未分化阶段，有些是一过性的功能失调，也有些是诊断明确的慢性病，还有咨询、求助，等等。问题众多，较为复杂，接诊技巧是十分重要的。资深的全科医师不仅要有丰富的临床经验，还要有娴熟的接诊技巧，透过复杂的证候，找到病因，对症施治。

（二）善于应用概率方法

概率是指事件发生可能性的大小度量。在临床诊断中，概率主要用来表示病人出现某种信号如症状或体征时，推测其患某种疾病的可能性的预测值，通常以百分数表示。有经验的临床医生通常在与病人的交流中，按照疾病概率的大小建立诊断假设，并且在假设的前提下，有目的地制定出进一步的病史搜索、体征检查和实验室检查的计划，然后再根据所得结果，检验原先的诊断假设，鉴别并排除不支持的诊断，保留最为支持的诊断，这种假设演绎法在全科医师的临床诊断过程中运用也相当普遍，是最常用的诊断策略之一。

社区疾病的概率是根据社区人群的发病情况和疾病变化而改变的，对于不同的专科、不同的地区和时期，疾病的概率是一个迁移的变量。例如，社区全科医师对某地方病的患病概率印象是 60%，而对于综合性医院的内科医生来说患病概率印象可能是3%。各个假说的概率随着资料的增加而发生改变。例如，一位 50 岁男性病人，主诉"咳嗽 1 个月，近 3 天加剧"，可形成的诊断假设是：慢性支气管炎概率印象可能是80%，感冒概率印象可能是 15%，肺癌概率印象可能是 5%。询问病史发现病人吸烟35 年，每天 2 包，近 3 个月体重下降 20 斤，咳嗽咳痰，痰中带血。患病概率由此而变化，感冒概率小于 1%，慢性支气管炎概率可能是 19%，肺癌可能性上升至 80%，这里的概率是指根据症状推测患该病的预测值。因此，全科医师在临床工作中，要注意收集各类疾病发生现状、流行规律、各种常见病的患病率及常见病主要症状发生的概率等基本数据，运用临床工作经验和多学科知识，建立更合理的诊断假设。

（三）加强健康教育

病人教育是全科医师在日常医疗实践中对个别病人进行针对性的教育。它是健康教育的一种具体形式，是全科医师与病人交流的重要方式。采用面谈沟通、环境和宣传媒介熏陶，解释健康问题发生原因、发展规律及执行治疗方案时的注意事项，介绍与健康问题相关的预防、治疗、保健和康复方法，说明与影响疾病发生、发展相关的健康危险因素的作用，以及病人、家庭在解决健康问题中的角色，指导病人改善求医行为，旨在增加病人对医嘱的顺从性，纠正病人不良的健康信念模式和疾病因果观，帮助病人制定改善不良行为的措施。

（四）适时随访干预

随访是病人按照医生的要求而定期或不定期的就诊，医生借此了解病人病情变化并指导病人康复。对于许多有健康问题的病人来说，支持、解释和随访是病人管理中必要的部分，也是全科医师整体治疗的十分有效的部分。通常需要随访的主要有自限性、急重性和慢性病三类健康问题，预约随访时间及频繁程度依必要性而定。自限性健康问题经过一定时间后还未改善，或情况有任何重大变化，病人就应该自动再次复查。因急性的、重要的、危及生命的问题住院治疗，出院后的随访是很重要的，可以保证管理的连续性。随访对于慢性病、不能治愈的疾患是较重要的管理方式，这些问题处理强调照顾而不是治愈，从发现问题的早期到治疗的任何阶段，常规的指导和周期性的复查，对可能的并发症需要预见或确认，并可以回顾治疗是否得当，是良好的临床管理的基础；对于病人在生理、心理、社会等各个方面的功能状态，全科医师都应仔细地评价，以便通过自己的服务和病人的自我保健达到其相对健康和生命质量的最佳状态。

随访还可根据时间分为近期和远期两类情形，在近期随访中，医生主要观察病人治疗的效果及某些反应，并根据随访情况和复查结果来调整用药；远期随访可获得某一治疗方案的长期效果、远期并发症及生存时间，有利于筛选出更有效的治疗方法，并可建立资料档案，掌握某一疾病的发展规律，有助于医学研究的发展。以肺癌病人为例，尽管病人经过手术切除或者放疗、化疗等综合治疗后病情得以缓解，但仍不能视为痊愈。作为一种全身性的疾病，血液和淋巴管中的癌细胞以及身体其他部位的癌细胞会在停止治疗后或机体抵抗力降低时重新增生引起复发和转移。即使对于临床治愈的病人，5 年以后仍可能发生转移。通过随访可做到早发现、早治疗，通常癌症病人比较重视近期随访。因此，随访的意义在于可以有效地采集病人治疗的效果及某些反应，并根据随访结果及时调整用药，同时在长期观察中可以获得某种疾病的发展规律。

六、开展个体化、整体性服务

以个人为中心的健康照顾，是全科医学的核心理念之一，旨在要求健康照顾不应仅仅以生物医学对疾病的认识，实施医疗服务，而应以生物—心理—社会医学模式为基础，根据照顾对象的具体情况，围绕着被照顾的"个人"，开展相应的医疗照顾。例如对高血压病、糖尿病等慢性非传染性疾病，生物医学的基本要求，就是要尽最大努力控制血压、血糖，保护重要脏器的功能，至于病人的内心感受、经济承受力、药物不良反应等则不是考虑的主要方面，因而临床上常常出现这样的矛盾——医生认为制订的治疗策略、治疗方案是正确的、对病人有利的，而病人却有不同的看法，不愿意被动地服从于医生对某一疾病的"标准化"模式，提出种种质疑，依从性差，影响治疗效果，甚至出现一些极端冲突，医患双方均难以接受和理解。如恶性肿瘤的治疗，究竟选择怎样的医疗方案对病人最合适，专科医生与病人及其家属的考量是不同的。医疗方案错了吗？病人的要求过分吗？答案都是否定的，问题的关键是思考的角度。医生具备医学知识背景和临床工作经验，是医疗决策的主体及医疗服务的主要施行者，但必须认识到的是，病人不是机器，而是有思想、有感情、有尊严、有感觉的人，他们的生活环境、生活习性不同，体质禀赋有异，他们希望医生不仅能为他们解除病痛，而且在开展医疗服务时，能够既站在医学的角度，又站在病人的角度，兼顾他们的感受，只有这样才能达到大家共同期待的医学照顾的目标。

正是在这样的期待中，全科医学倡导"以个人为中心的服务"（图 4-5），中医学提出"因人制宜"。在尊重人的尊严和需要，理解病人的期望与要求的前提下，充分了解每一个服务对象的背景，强化个体化、整体性照顾，无论是医疗、康复，还是健康咨询、养生保健，均需综合考虑各方面的因素，以适当的方式，提出恰当的、病人可接受的建议和方案，以达到最好的健康照顾的目标。

例如，对于一个高血压病头昏头痛的病人，根据其形体胖瘦、性情、面色、生活起居、饮食、二便、舌苔脉象等诸多表现，考虑平肝潜阳、化痰息风、补益肝肾、祛瘀通络、平调阴阳等不同的治则、方药，绝不可千篇一律。西药降压药物的选用，也应在全面评价的基础上，比较各种药物的品种、适应证、不良反应、服药宜忌、经济承受力等，充分考虑病人的接受度、配合度做出选择，并且针对生活方式、危险因素等提出合理的建议。在治疗过程中，尤其需要密切观察病人的反应，力求最大限度地发挥治疗效用，降低不良反应，减少经济负担，从而提高病人的满意度和依从性，达到治疗目的。

对全科医师来说，每一个病人的问题都是不同的，因为每一个病人及其所处的背景不一样，同一种疾病在不同的病人身上就会有不同的反应和意义。因此，可以这样认为：一种疾病的治疗原则可能是非个体化的，但对一个病人的照顾却完全是个体化的。

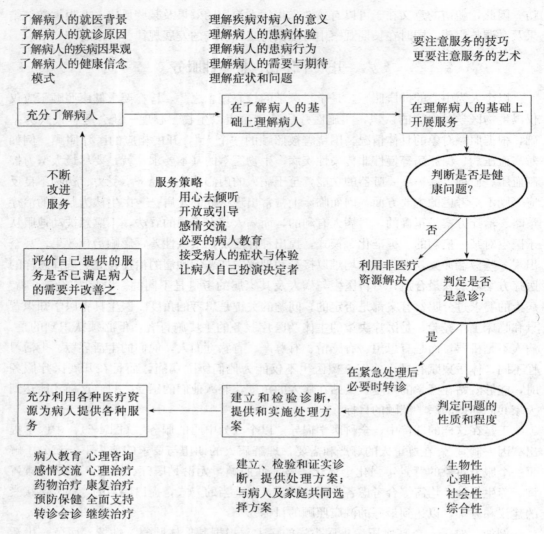

图 4-5 以个人为中心的服务模式

第三节 以家庭为单位的中医药服务

家庭与个人健康有着直接而密切的关系，以家庭为单位的服务是全科医疗服务的专业特征。传统意义上的家庭指由血缘、婚姻或收养关系联系在一起的，两个或更多的人的群体。全科医师在考虑个人健康问题时常将其置身于了解病人家庭的背景之中，熟悉个人的家庭状况和个人在家庭中的角色、地位，充分利用家庭资源来帮助有健康问题的个人。家庭背景主要包括家庭结构、家庭功能、家庭生活周期、家庭资源、家庭角色、家庭关系、家庭交往方式、地理位置、居家条件、主要生活方式等。

对家庭背景的了解和分析，是全科医师临床判断的重要组成部分，也是全科医疗的一大特色。全科医师通过绘制"家系图"，了解家庭结构并评价其功能以及家庭各个角色之间的相互关系和相互作用，判断病人疾患的发生、发展和预后与其家庭之间的联系，以便进行必要的协调指导，及时纠正家庭中的不良观念和交往方式，力求改善家庭的氛围，消除影响健康的隐患，使其对病人问题的解决起到积极的作用。

一、了解家庭系统理论

家庭的结构是指家庭组成的类型及各成员相互间的关系，包括外部结构和内在结构两部分。家庭外部结构即人口结构又称家庭的类型，可分为核心家庭、扩展家庭和其他家庭类型等；家庭的内在结构包括权力结构、角色、沟通类型、界线、气氛、生活空间和价值观等方面。家庭结构影响到家庭经济负担、相互关系、家庭资源、家庭功能、疾病的传播及家庭成员的就医行为等。

（一）家庭的类型

1. 核心家庭　核心家庭是由父母及其未婚子女组成的家庭和（或）无子女夫妇组成的家庭，也包括养父母及养子女组成的家庭。目前我国的核心家庭所占比例最大，是当代社会最普遍的家庭类型，其特点是规模小、结构简单，只有一个权力中心，容易做出决定，但同时可利用的社会资源也少。这种家庭关系具有亲密和脆弱两重性，出现危机时，会因较少得到家庭内、外的支持而易导致家庭解离。

2. 扩展家庭　扩展家庭是指由两对或两对以上的夫妇及其未婚子女组成的家庭，包括主干家庭和联合家庭两种形式。

（1）主干家庭

主干家庭又称直系家庭，是由一对已婚子女同其父母、未婚子女或未婚兄弟姐妹构成的家庭，包括父和（或）母和一对已婚子女及其孩子所组成的家庭，以及一对夫妇同其未婚兄弟姐妹所组成的家庭。

（2）联合家庭

联合家庭是由至少两对或两对以上同代夫妇及其未婚子女组成的家庭，包括由父母同几对已婚子女及孙子女构成的家庭、两对以上已婚兄弟姐妹组成的家庭等。特点是家庭规模大，人数多，可获得的家庭内、外资源比核心家庭要多要广，应付家庭危机和家庭压力的能力要强。但因其结构复杂，成员间的关系较繁杂，有多个权力中心，制约因素较多。这种多代多偶的中国传统的大家庭类型，现在占的比例很少。

3. 其他家庭类型　其他家庭类型包括单身家庭、单亲家庭、未婚同居家庭、群居家庭等。这类家庭不具备传统的家庭结构，一般认为其家庭功能不完善，较少能获得家庭内外的支持，其本身的结构对疾病和健康具有不利的影响，在我国这类家庭呈现增多的趋势。

（二）家庭的权力结构

家庭的权力结构是家庭的决策者以及做出决定时家庭成员之间的相互作用的方式，分为传统权威型、工具权威型、分享权威型和感情权威型四种类型。传统权威型是因家庭所在的社会文化传统而来的权威。如在男性主导社会，父亲通常是一家之主，家庭成员都认可他的权威，而不考虑他的社会地位、职业、收入、健康、能力等。工具权威型指负责供养家庭、掌握经济大权的人，被认为是这种家庭类型的权威人物。妻子或子女若能处于这种位置上，也会成为家庭的决策者。分享权威型指家庭成员分享权力，共同协商做出决定，由个人的能力和兴趣来决定所承担的责任。感情权威型由家庭感情生活中起决定作用的人担当决策者。家庭权力结构并非是固定不变的，它有时会随家庭生活周期、家庭事件、社会价值观的变迁等家庭内、外因素的变化而改变。家庭权力结构是家庭医生进行家庭评估的参考资料，通过评估确定家庭中的决策者并与之协商，然后实施家庭干预措施。

（三）家庭角色

家庭角色是指个人在家庭中的地位和在家庭关系中的位置，这种地位和位置决定了个人在家庭中的责任、权利和义务。在家庭中，存在各种各样的角色，如父亲、母亲、妻子、丈夫、子女，均有其相应的义务和权利，各种角色都需要学习而来。

角色学习是一种综合性的学习，是在人与人之间的相互作用和角色互补中进行的，当然传统的角色模式也给同等角色树立了仿效的样板。角色学习既受到家庭环境的影响，又受到社会环境的作用。角色学习如发生偏移，可能学习到一些不良的行为，不仅影响到健康，也可能造成家庭危机和压力，导致情绪、心理功能紊乱，甚至会出现躯体障碍，表现出相应的临床症状和体征，同时导致家庭功能障碍。

家庭角色行为的优劣是影响家庭功能和家庭健康的重要因素之一。健康家庭的角色功能表现为：家庭各成员对角色的期望趋于一致；每个家庭成员的角色都与自己的地位、能力相适应，个人认同自己所扮演的所有角色；家庭的角色行为与社会期望的一致，能被社会所接受；家庭角色具有一定的灵活性，能主动地适应角色转变，防止角色冲突带来的危害。正因为家庭角色功能良好是健康家庭的保证，全科医师要在了解人文科学和社会科学的基础上，对家庭成员的角色功能给予足够的重视，帮助每一成员认识自己的角色转换，摆正自己所处的位置，有意识地培养良好品质。

（四）家庭沟通

家庭沟通是家庭成员间交换信息、沟通感情和行为调控的有效手段，也是维持家庭正常功能的重要途径。发送者与接受者的沟通是通过信息的传递而表达的，其中发送者、信息、接受者是沟通的三要素。根据沟通的内容与感情的相关性，可以分为情感性沟通与机械性沟通。根据沟通时表达信息的清晰程度，可分为清晰性沟通与模糊性沟通。根据沟通时信息是否直接指向具体的接受者，可分为直接沟通与间接沟通。家庭沟通有助于了解家庭功能。如家庭功能不良的早期容易发生情感性沟通受损；家庭功能严重障碍时，家庭成员间的信息传递缺乏或中断、表达不清或错误，模糊性沟通和间接沟通增加，甚至机械性沟通也难以进行。因而，全科医师在提供服务时，对沟通障碍的家庭建议多使用直接沟通、清晰性沟通、情感性沟通方式来调整家庭功能。

（五）家庭价值观

家庭价值观指家庭对客观世界的态度，是一种认识观，它与家庭成员的行为方式，家庭成员对外界干预的反应有很大关系。家庭各成员可有自己的价值观，它们相互影响并形成家庭所共有的价值观。如家庭的疾病观、健康观直接关系到每位家庭成员的就医行为、遵医性、实行预防措施、改正不良行为等方面，因而对维护家庭健康至关重要。如家庭成员频繁求医，过分依赖医生和护士，常表示家庭功能严重障碍。

（六）家庭功能

家庭的功能主要包括：①满足感情需要的功能；②满足生殖和性需要的功能；③扶养和赡养的功能；④将家庭成员培养成合格的社会成员的社会化功能；⑤家庭是经济活动的基本单位；⑥赋予成员地位的功能。

家庭基本功能总是受到家庭资源的影响，家庭资源充足时，拥有足够的家庭支持，可以克服困难，渡过危机。家庭资源匮乏时，出现个人或家庭压力事件，甚至可使个人和家庭处于危机状态。

（七）家庭资源

家庭资源可分为家庭内资源和家庭外资源。

1. 家庭内资源

经济支持：家庭对成员提供的各种金钱、财物的支持。

健康维护：家人参与对成员健康的维护和支持。

医疗处理：家人提供及安排医疗照顾。

情感支持：家人对成员的关怀及精神支持。

信息和教育：家人提供医疗资讯及建议。

家庭结构上的支持：家庭住所或设施的改变，以适应患病成员的需求。

2. 家庭外资源

社会资源：亲朋好友及社会团体的支持。

文化资源：文化水平的高低。

宗教资源：宗教信仰、宗教团体的支持。

经济资源：来自家庭之外的收入及赞助。

教育资源：教育程度的高低。

环境资源：居所的环境。

医疗资源：医疗保健机构。

全科医师可通过看病人、会见家属或家访等方式，了解病人家庭的资源状况，评估可利用的家庭内、外资源，记录下来，存入病历。当家庭内资源不足或缺乏时，全科医师应充分发挥其协调者的作用，帮助病人及家庭寻找和利用家庭外资源。

二、家庭生活周期评价

家庭生活周期是指家庭遵循社会与自然的规律所经历的产生、发展与消亡的过程。根据家庭生活时间和可预见的家庭事件分为新婚期、第一个孩子出生、有学龄前儿童、有学龄儿童、有青少年、孩子离家创业、父母独处（空巢期）和退休八个阶段。每一家庭生活周期中，由于家庭面临的主要问题不同，对家庭及其成员的健康产生的影响也不同，求医的原因与行为也不同。全科医师应根据对家庭生活周期的分析和评估，预测或发现家庭在特定发展阶段可能或已经出现的问题，及时进行健康教育和家庭咨询，采取必要的预防和干预措施。家庭生活周期及面临的主要问题见表 4-2。

表 4-2 家庭生活周期及面临的主要问题

阶 段	定 义	重要事项
新婚	男女结合	双方适应与沟通（亲密与独立） 性生活协调与计划生育
第一个孩子出生	最大孩子 0～30 个月	父母角色的适应 新生儿、婴幼儿照顾 母亲的产后恢复 生活节律变化 收支变化
有学龄前儿童	最大孩子 30 个月～6 岁	儿童的身心发展 孩子与父母部分分离（上幼儿园）
有学龄儿童	最大孩子 6～13 岁	儿童的身心发展 上学问题 生理卫生教育 儿童的性教育
有青少年	最大孩子 13 岁～离家	青少年的身心发展与沟通 青少年的性教育及与异性的交往 社会适应性
孩子离家创业	最大孩子离家至最小孩子离家	父母与子女关系变为成人化 父母逐渐有孤独感
空巢期	父母独处至退休	恢复为夫妻两人的生活 重新计划退休后的生活 父母与子女的沟通，精神与物质的相互照顾
退休	退休至死亡	经济及生活依赖性高 面临老年病、衰老、丧偶、死亡

家庭压力事件是指生活中可以扰乱人们心理和生活稳定状态的事件。令人愤怒或兴奋的事件均可对人产生压力。有学者研究生活压力事件与个体健康状况变化之间的关系，制定了生活压力事件量表，以生活变化单位（LCU）对各种生活压力事件进行评分，美国学者霍尔姆斯等制定的生活压力事件心理应激评定表，证实 LCU 对个体健康具有影响。当生活压力事件引起的心理反应累积超过了个体自我调节能力，则可能出现健康问题。如 LCU 小于 150，通常可保持健康；LCU 在 150～199 之间，30% 的人可能出现健康问题；LCU 在 200～299 之间，约 50% 的人可能出现健康问题；而超过 300，则 80% 的人可能出现健康问题。全科医师在对家庭的持续性照顾中，要注意这类压力事件可能造成的影响，应做好相应的预防保健。家庭和个人常见生活压力事件及评分见表 4-3。

表 4-3　家庭和个人常见生活压力事件及评分（部分）

家庭生活事件	评　分	个人生活事件	评　分
配偶死亡	100	入狱	63
离婚	73	较重的伤病	53
分居	65	性功能障碍	39
亲密家属死亡	63	好友死亡	37
结婚	50	杰出的个人成就	28
夫妻和解	45	开始或停止上学	26
家庭健康的重大变化	44	生活条件的较大变动	25
怀孕	40	生活习惯上的变化	24
新家庭成员加入	39	转学	20
与配偶剧烈争吵	35	搬家	20
子女离家	29	娱乐的较大变化	19
姻亲矛盾	29	宗教活动的较大变化	19
家庭团聚的变化	15	睡眠习惯的较大变化	16
		放假	13
		圣诞节	12
		轻微的违法行为	11

　　家庭危机是指生活压力事件作用于个体和家庭，导致家庭系统调适不良、功能障碍，无法应付紧张事件，出现家庭功能失调的危机状态。经常会表现出家庭部分成员心身症状，从而产生求医行为，尤其是家庭资源相对贫乏的核心家庭更容易遭受各种危机的影响。家庭危机常见的原因主要是：①意外事件。由来自家庭外部的作用而引发的无法预料的家庭危机。如自然灾害造成的住所被毁灭、家庭成员突然死亡等；②家庭生活周期。由家庭发展所伴随的危机，具有家庭阶段特征，有无法避免、或可预见的特点。如结婚、生子、退休、离婚、丧偶等；③个人生活事件。重病、突然出名、刑事处分、地位改变等。④经济生活事件，如失业、破产、中大奖等。

三、合理开展家庭评估

　　家庭评估是对家庭及其成员基本资料的收集、对家庭结构的评估、对家庭生活周期阶段的判断、对家庭压力及危机的评估、对家庭功能的评估及对家庭资源的了解等。家庭功能评估的方法繁多，包括家庭结构评估和家庭功能评估两个方面，这两者通常是不可分割、相互影响的。客观评估是指对家庭客观的环境、背景、条件、结构和功能进行了解和评价。主观评估是指用自我报告或主观测验等方法分别了解家庭成员对家庭的主观感觉、印象、愿望和反应。

四、提供家庭咨询支持

　　咨询是通过人际交往和人际关系而完成的一种帮助过程、教育过程，它不是要代替人们做出明智的决定，而是帮助人们做出明智的决定。全科医师通过与病人面对面的交往，建立一种相互信任、平等相处的人际关系，以朋友、帮助者、教育者的身份，运用自己的交往技巧和相关的知识，帮助人们认识问题，做出正确的决定，最终有效地解决问题。例如，咨询者可用丰富的知识和形象的比喻去说服对方；咨询者可用同情、关心和感情上的共鸣去取得对方的信任；咨询者可用自己的期望和无微不至的关怀去激励对方改变自己的行为；咨询者可用自己的亲身经历去感化对方。因此，咨询也是一种更具艺术性的支持服务。

全科医疗活动中，除了对个人提供咨询服务外，还要承担家庭咨询，以及社区咨询。个人咨询是临诊时必须完成的日常服务，它针对个人健康问题提供原因、性质、预后、诊断、治疗、预防、保健以及康复等方面的咨询。家庭咨询是在全科医疗基本原则规范下的服务范围之一，它是针对整个家庭，而不是家庭中的某个人，其咨询的内容是家庭问题，而不是某个或几个成员的个别问题。其主要内容包括：①家庭保健知识，如家庭遗传学问题、各个不同生活周期的保健问题、营养指导、家庭成员的体质特点及保健注意事项等；②家庭关系问题，如婚姻关系、婆媳关系问题等；③疾病的治疗与康复问题，如各种慢性病的持续治疗、照顾、预后等问题；④资源的利用问题，如转诊服务、医疗保险服务、社区家庭资源的利用；⑤突发事件的适应与应付，如各种突发事件发生后，家庭角色的转换、适应、应付处理办法，资源的利用等。家庭咨询的根本目的就是要发现家庭问题，进行家庭治疗，避免家庭危机的出现与发展。

全科医生应学会处理病人的家庭问题。例如，在关系紧张的家庭中形成一种三角结构，可以暂时缓解家庭关系紧张，家庭成员常重复利用它，以此来维护家庭的正常。在核心家庭中，儿童往往成为夫妻关系紧张的家庭三角结构中的"第三者"，有人称之为家庭关系紧张的"替罪羊"。当家庭三角结构中的"第三者"出现症状、疾患或疾病时，家庭或个人会主动寻求医生的帮助。而大部分医生都只把注意力集中于个人的疾病或疾患上，并不关心其背后的家庭关系紧张问题，只有全科医师才会主动寻找病人背后的家庭问题。通常进行家庭治疗采用的干预措施有：①加强角色澄清；②鼓励家庭成员扩大对家庭资源、社区资源的利用；③通过改善家庭成员的价值观念、交往技巧和对家庭关系的认知来改善适应技能；④鼓励家庭成员组织家庭活动，调整角色行为，促进家庭之间直接、明白而有效地讨论问题，共同协商后再做出统一决定；⑤鼓励家庭成员明白、直接地表达自己的感情，努力在家庭中创造一种积极、轻松、深厚的感情气氛，以利于家庭有效地统一行动，做出决定，解决问题。

五、加强家庭健康教育

全科医师也是教育者。在解决家庭问题时，针对家庭的教育才更有效，所以，家庭教育不是针对个别病人的，而是针对整个家庭的教育。教育的内容包括家庭动力学、家庭生活周期保健方法、应付家庭生活中的紧张事件办法、处理精神或躯体疾患措施及如何对成员的疾患做出反应等。如果家庭危机是由于缺乏知识、缺乏技能、认知错误或缺乏资源等原因引起的，全科医师就可以通过家庭教育使家庭成员统一认识，掌握必要的技能，学会合理利用资源，并找到调整行为的理由，最终有效地解决家庭危机。例如，让家庭的所有成员都对某一成员的疾患过程或家庭问题的产生过程有一个非常清楚的认知，便可以促使家庭及时做出重新分担责任的决定。

六、规范家庭预防服务

家庭在其发展过程中，随着家庭生活周期的变化，总会遇到困难、压力事件，甚至处于危机状态，家庭便会开始寻求足够的支持，以克服困难、渡过危机，常常需要求助于社区服务团体、医务工作者、邻居，等等。全科医师以家庭为单位，在提供连续性、协调性和综合性卫生服务中，有机会了解个体和家庭完整的背景和健康状况，能全面评价健康危险因素，朋友式的医患关系也有利于了解家庭生活周期情况，帮助医生鉴别家庭成员正常和异常的发展状态，预测和识别家庭在特定阶段可能或已经出现的问题，制订适当的预防计划，采取必要的三级预防措施进行家庭干预，如帮助个体和家庭改变不良行为和生活方式，有时能避免严重后果的出现。家庭常见三级预防服务措施见表4-4。

表 4-4 家庭常见三级预防服务措施

预防级别	家庭预防工作内容
一级预防	预防生活方式疾病，不合理饮食、吸烟、酗酒、缺乏体育锻炼等 健康维护，如免疫接种、健康筛查、健康监测等 家庭咨询，如指导性生活、婚姻指导、产前保健、老年人照顾等
二级预防	医生同病人共同监测健康 医生鼓励病人及时就医，及早发现、诊断和治疗 监督病人合理及时用药及用药安全
三级预防	对患慢性病的家庭成员，督促其遵医嘱，提高生活质量 指导家庭成员适应患慢性病所带来的变化 对家人患重病或临终所带来的家庭危机做出调适

七、适时家访干预

家访是许多国家家庭医生日常工作的一大组成部分，在我国现行医疗体制下，家访是全科医师服务于个人和家庭的重要途径。按家访的目的可分为评估性家访、连续照顾性家访、急诊性家访。

(一)评估性家访

评估性家访通常是对照顾的家庭进行评估，常用于有家庭问题或心理问题的病人，以及不明原因的病人、不遵医嘱的病人。通过客观、真实地了解每一个家庭成员及整个家庭的背景资料，建立系统、完整的家庭健康档案，全面地评价家庭功能，从而在完整的家庭背景上来评价个人的健康问题，分析家庭与个人健康的相互作用，找到问题的真正原因，发现真正的病人，做出正确的判断，鼓励家庭对个人的健康问题做出适当的反应，合理利用家庭资源，帮助患病的家庭成员康复，最终有效地解决个人的健康问题。通过家访还可以接触到没有就诊的病人和健康的家庭成员，有利于全科医师做出早期诊断并提供综合性的预防保健服务。中医全科医师在评估性家访中可增加对家庭各个成员的中医体质的评测，做好健康档案，有针对性地提出个体化的保健计划及更准确地辨证施治。

（二）连续照顾性家访

连续照顾性家访指全科医师常定期走访有行动受限的家庭病床病人，通常包括老年人、残疾人、长期卧床的病人、不愿住院的病人、临终病人等，及对家庭医疗保健服务有需求的家庭。如脑中风偏瘫、多发性硬化症、类风湿关节炎、肌营养不良等病人，这些病人因行动受限，外出就诊困难，病人和家属都希望全科医生上门提供病人治疗和家庭照顾服务，观察病人对治疗的反应、病人执行医嘱的情况，如病人服药情况，评估其家庭情况，以更有效地提供连续性照顾。在我国传统伦理背景影响下，部分病人是在医院的抢救室里度过其临终阶段的，但更多的病人则是在家中走完他们的一生的，临终可能会为病人带来痛苦，死亡对居丧的家庭更是一种巨大的压力，在整个过程中，全科医师较其他医务人员更能发挥自己的支持作用。

（三）急诊性家访

急诊性家访主要针对某些急症病人，多为随机性的，如急性腰背痛，搬动会加重疼痛；急性心肌梗死，活动有加剧病情的危险，在社区诊所工作的全科医生可能会被请到居民家中临时处理紧急情况，开展院前急救。

家访前首先要确定家访的目的与内容，评估性、连续照顾性家访需制定家访计划，通过电话、发信件、传话等适当的途径，将家访的时间通知家庭。家访时要携带准备好的资料和工具，填写家访卡，按时、按计划实施，时间一般在半小时至 1 小时以内，注意保持中立立场，并预约下一次家访的时间和内容。每一次家访结束后都应该整理一份家访记录，围绕一个主题的几次家访全部完成后，综合几次家访的结果，评价分析治疗的效果和预后，分析家庭关系和相互作用，提出解决问题的策略和方法，写一份完整的家庭访视报告。

学习小结

1. 学习内容

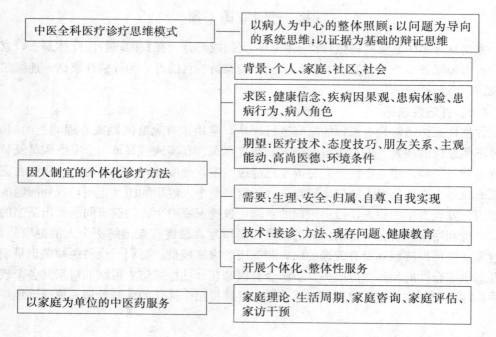

2. 学习方法

本章通过学习中医全科医疗的诊疗思维、如何实现个体化诊疗及以家庭为单位的中医药服务的主要内容，以了解如何将传统中医学的诊疗行为与全科医学的诊疗模式相结合。

（顾　勤　翁宁榕　尹克春）

复习思考题

1. 试述中医全科医疗的临床诊疗思维模式的基本特征。

2. 如何运用以问题为导向的系统思维模式评价健康问题？

3. 为什么在中医全科医疗模式中要强调因人制宜的原则？

4. 请思考哪些因素会影响家庭的正常功能及家庭成员的健康？

5. 中医全科医师应如何面向家庭开展健康照顾与服务？

第五章　中医全科医学的预防保健

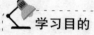

学习目的

通过学习中医全科医学预防保健的基本理论，为下一章学习奠定基础；通过学习健康教育、养生保健的方法，为预防疾病、维护健康积累基础，提供借鉴。

学习要点

治未病理论的基本概念、形成和发展过程和重要意义；健康教育、养生保健的概念、内容、原则和具体方法。

预防保健，指为保护和增进健康、预防疾病发生所采取的综合性措施。是预防医学的重要内容和组成部分。

预防医学是现代医学的一个分支，以人群为主要研究对象，以预防为主为工作方针，探索与人类疾病和健康的相关问题，并运用基础医学、流行病学、临床医学、环境医学等现代医学及其他科学技术手段，研究人体健康与自然、社会环境因素之间的关系及其规律，制定疾病防治策略与措施，以达到预防疾病、控制疾病，促进身心发展，保障身体健康，延长人类寿命的目的。总之，运用各种方式方法达到预防疾病的目的，是预防医学的核心内容。

中医理论中没有预防保健的词汇，但其增进健康、预防疾病的目的和方法与中医治未病理论和养生学的精神是相一致的。中医全科医学的预防保健，是将中医学的治未病和全科医学的预防保健理论有机地结合，全方位、多角度的认识生命、健康和疾病，以人为本，以健康为目标，以预防医学和健康教育为重点，以研究预防疾病的基本理论、基本方法和具体预防措施为主要内容。

第一节　预防保健的基本理论

一、治未病理论的基本概念

"未病"一词首见于《黄帝内经》，《素问·四气调神大论》指出："是故圣人不治已病治未病，不治已乱治未乱……夫病已成而后药之，乱已成而后治之，譬犹渴而穿井，斗而铸锥，不亦晚乎！"中医治未病理论体现了中医预防保健的思想，是中医理论体系的重要组成部分。

治未病一般包括三层含义：一是未病先防：指对于健康之人，要预防疾病的发生，防病于未然，强调养生调摄的重要性；二是已病防变：指疾病发生之后防其传变或加

66

重，当及时控制疾病的病情、病势及发展变化，强调早期诊断、早期干预和早期治疗的重要性；三是病后防复：指大病初愈，阴阳尚未调和，正气虚弱，或余热未清，或脾胃未调之时，应慎起居、节饮食、勿过劳，以防止疾病的复发，强调病后调摄及养生的重要性。

二、治未病理论的形成和发展

中医学根植于五千年的中国传统文化，孕育产生的各种理论都蕴含着中国传统文化的精髓。治未病理论作为理论和实践相结合的共同体，其形成和发展有着独特的背景和过程。

（一）治未病理论的形成

1. 传统文化是治未病的理论根源　治未病理论与中国传统文化的"防患于未然"有着本质的联系。《左传·襄公三十一年》："居安思危，思则有备，有备无患，敢以此规"。《管子》："唯有道者能备患于未形也，故祸不萌"。《尚书·说命中》："惟事事，乃其有备，有备无患"。以上所论均蕴含防患于未然之意。而对于生命科学来说，防患于未然就是预防疾病的发生。

治未病是中医养生学的内容之一，中医养生又是中医学的精华之一。道家的养生理念开启了中医养生的诸多思路。如提倡"道法自然"，追求清静无为、返璞归真、顺其自然的养生方法，以"养形"、"养神"、"养精"为主要养生内容，以"清静无为"为养生的最高境界。清静，主要就精神修养而言，既是精神修养的大法，又是精神修养的境界。无为，并不是什么事都不做，而是指要顺应事物发展的自然趋势，不违背或破坏事物的发展规律。

2. 日常生活是治未病的实践基础　从人类懂得使用工具、猎取食物、择居处、制衣、存火种等，到从挖掘出土的文物中发现与个人和环境卫生相关的沐、浴、帚等物品，以及《周礼》、《左传》、《诗经》等书籍中记载有关饮食卫生、消除虫害、预防狂犬病等内容，都说明了早期的人类日常生活活动，就蕴含着适应自然、保养生命的养生实践和健康总结。如，构木筑巢，以避虫害，防御外邪；燧火取食，减少疾病，增加营养；尝试百草，果以充饥，疗以治病，等等。

3. 《黄帝内经》是治未病的形成标志　《素问·刺热》和《灵枢经·逆顺》中均提到了"未病"，如《素问·刺热》的相关描述："肝热病者，左颊先赤。心热病者，颜先赤。脾热病者，鼻先赤。肺热病者，右颊先赤。肾热病者，颐先赤。病虽未发，见赤色者刺之，名曰治未病"。标志着治未病理论临床运用已经较为成熟。总之，《黄帝内经》较为详细、系统地叙述了未病的概念、内涵，以及一些养生保健的基本原则和方法等，标志着治未病理论形成。

（二）治未病理论的发展

1. 医学进步是治未病发展的动力　随着医学的不断进步，治未病理论得到了极大的重视和发展，后世医家不断对治未病理论进行补充和丰富、拓展和延伸。如西汉《淮南子》中"良医者常治无病之病，故无病。圣人者常治无患之患，故无患也"。唐代孙思邈说："上医医未病之病，中医医欲病之病，下医医已病之病"。将疾病分为未病、欲病、已病三个层次。东晋的《养生要集》等书中专门记述了包括按摩、导引、吐纳及个人卫生等治未病的方法。

2. 医疗实践是治未病发展的关键　中医学是实践性科学，因此，治未病理论和方法在医学实践中不断应用，不断发展。《备急千金要方》中记载了一套完整的养生方法和措施，有着很高的理论价值和实用价值；李时珍的《本草纲目》中载有一些具有促进健康、益寿延年作用的中药，为药膳及方药调补提供了依据；喻昌在《医门法律》中记载了应用人参补气汤预防外风侵袭，进行了实践验证；叶天士的《温热论》中提出的"先安未受邪之地"的理论和控制温病发展的措施，为外感热病治未病提供了崭新的理论内容，也为近代医家提出截断病势的治疗方法提供了理论支撑；王孟英的《随息居重订霍乱论》中提出了清洁水源、饮水消毒等预防措施，为预防传染病做出了贡献。

三、中医治未病理论的特色

（一）坚持天人合一的整体观念

整体观念是中医学的重要理论，"人以天地之气生，四时之法成"，治未病必须遵循和适应自然界四时阴阳变化规律，以达到"天人合一"。主要表现在：①根据脏腑的生理特点和季节性变化规律，形成"春养肝、夏养心、秋养肺、冬养肾、长夏养脾"的四时养生法；②根据四季气候特点和阴阳变化规律，提出"春夏养阳、秋冬养阴"的养生原则；③根据四季特点、结合个人的身体状况，分别服用保养方药、进行导引等形体锻炼。

（二）重视阴阳平衡的动态调整

中医学认为阴平阳秘是健康长寿的基本条件，《素问·生气通天论》说："凡阴阳之要，阳密乃固。……阴平阳秘，精神乃治，阴阳离决，精气乃绝"。只有阴阳之气平和稳定，才能使脏腑精充、气血平和，保持情志舒畅、身体健康的状态，从而达到健康长寿的目的。

（三）提倡规律有序的健康生活

健康有序的生活，就是坚持生活节奏适度、饮食结构合理，保持舒畅的心情，进行适度的身体锻炼，不追求过度的物质和精神享受。正如《素问·上古天真论》说："食饮有节，起居有常，不妄作劳。……虚邪贼风，避之有时，恬惔虚无，真气从之，精神内守，病安从来"。

四、治未病理论的意义

（一）为现代养生保健提供依据与参照

治未病理论的大量古籍文献，提供了丰富的理论思想和经验方法，逐渐形成延年益寿、长生久视的养生保健思想，促使人们不断认识、体悟、把握生命的各种信息，探索生命奥秘，揭示生命规律。在研究探索的过程中，不断地总结发现，为现代养生保健提供理论依据，并借鉴其实践经验。

（二）为疾病预防诊疗提供思路与方法

治未病理论有着丰富的实践经验，并已在临床中进行应用。如掌纹相病、耳廓相病等结合遗传、全息等技术手段，进行早期诊断、预测疾病预后，具有重要意义。运用治未病理论中"未病先防"的思想，在三伏天应用"三伏贴"，可有效防止哮喘病人在秋冬哮喘易发之时的病情反复或加重。

（三）为中医药自身发展提供平台和保证

治未病思想和方法是中医学基本理论不可分割的部分，已融入于集健康文化、健康管理、健康保险为一体的健康保障服务模式，满足了人民群众日益增长的多层次多样化的中医预防保健服务需求。治未病研究的不断深入和发展，以独特的原则、方法和措施，显示了在养生保健、防病治病等方面的优势，从而为中医药自身的发展提供了新的平台和拓展空间。

第二节　预防保健的常用方法

一、健 康 教 育

健康教育是全科医学提出的具有预防保健意义的理念和方法之一，健康教育的立足点，不仅仅是预防疾病，而且是健康意识；健康教育的内容，不仅仅包括躯体方面，还包括心理方面。

（一）全科医学健康教育的基本概念

1. 健康教育

健康：世界卫生组织提出："健康不仅是躯体没有疾病，还要具备心理健康、社会适应良好和有道德"。现代人的健康内容包括：躯体健康、心理健康、社会健康、智力健康、道德健康、环境健康等。

健康教育：是一门研究以传播保健知识和技术、影响个体与群体行为、消除危险因素、预防疾病、促进健康的科学。

健康教育的对象：是个体或群体，强调通过有计划、有组织、有系统、有评价的社会教育活动，使人们自觉地采纳有益于健康的行为和生活方式，消除或减轻影响健康的危险因素，预防和控制疾病，促进健康，提高生活质量。

健康教育的核心：是教育人们树立健康意识、改变或终止危害健康的行为和生活方式，实施有利于健康的行为和生活方式，以及强化已有的健康行为，以降低或消除影响健康的危险因素，促进健康，提高生活质量。

2. 健康促进　　目前公认的健康促进的定义有三个：①1986 年《渥太华宪章》："健康促进是促使人们提高、维护和改善他们自身健康的过程，是协调人类与他们环境之间的战略，规定个人与社会对健康各自所负的责任"；②美国健康教育学家格林（Lawrence. W. Green）教授提出："健康促进是指一切能促使行为和生活条件向有益于健康改变的教育与环境支持的综合体"；③1995 年世界卫生组织西太区办事处中药文献《健康新视野》（New Horizons in Health）提出："健康促进是指个人及其家庭、社区和国家一起采取措施，鼓励健康的行为，增强人民改进和处理自身健康问题的能力"。

上述定义强调了健康促进涉及了个体和群体的日常生活的方方面面，直接作用于影响健康的病因或危险因素，因此需要启发个体和群体不断认识自身健康问题，并积极行动起来，改变危害健康的行为和生活方式。

3. 社区健康教育　是指以社区为单位、以社区人群为教育对象、以促进居民健康为目标，有组织、有计划、有评估的健康教育活动。社区健康教育是发动和引导社区居民树立健康意识，激励他们关心自身健康问题，号召他们积极参与营造可持续发展的生态环境，参与社区健康教育规划的制定、实施和评价，养成健康的行为方式和生活习惯，以提高自我保健能力、群体生活质量和文明素质。

（二）中医全科医学健康教育的特点

近年来，具有中医特色全科医学的健康教育，发挥着越来越重要的作用。具有以下特点。

1. 中国的传统文化，奠定了发展基础　中国传统文化孕育了中医学丰富内涵。在长期的医疗实践中，积累了丰富的防病治病经验，并在此基础上构建了博大精深的理论体系。在整体观念的指导下，重视天人合一的防治原则；在辨证论治的过程中，体现了防病于未然的治未病理论，以上理论均是中医药健康教育发展的良好基础。

2. 融洽的医患关系，提供了有利条件　在相互认同的价值观念、道德伦理、文化习俗等社会背景下，在以人为中心的医学思想和医疗实践的过程中，医患之间产生了一种相互尊重、融洽和谐的特殊关系，即医患关系。医者将研究并传播中医药知识作为自己的职责；而民间有"有病不背医"的说法，即是病人信赖医者的具体体现。这种融洽的医患关系，为医者传授健康知识创造了有利的条件。

3. 传统的诊疗特色，发挥了独特作用　中医学运用望、闻、问、切四诊合参的特色诊疗方法，观察和采集病人的症状，来分析、辨识疾病的证候特点，进行中医的辨证论治。在中医"三因制宜"原则的指导下，中医的健康教育也强调"因人、因时、因地"制宜，即针对病人不同年龄、不同体质、不同发病季节及不同居住环境因素，制定相应的中医健康教育方法和干预措施，使中医药传统文化及特色与健康教育紧密结合。

（三）健康教育的目标与意义

1. 目标

（1）实现知、信、行统一：通过健康教育，向病人传授健康知识，使病人认识到健康是一切价值的基础，是人生存的根本，坚定转变不良行为方式的信念并身体力行之。行为方式的转变是健康教育的最终目的，也是衡量教育是否有效的指标之一。

（2）唤起健康责任意识：通过健康教育，使病人认识到维护和促进健康不仅仅是政府或医务工作者的责任，更是个人及其家庭的责任。

2. 意义　通过营造有益于健康的环境，传播健康相关信息，增强人们健康意识和自我保健能力，倡导有益的健康行为和生活方式，达到身体和精神均与社会相适应的完善状态，促进全民健康素质的提高。当今世界范围内的健康教育与健康促进理论在不断深入，并在实践中成为解决现代社会主要公共卫生问题的核心策略。因此，在我们这样的人口大国开展健康教育，对于全民的健康卫生事业具有重大的战略意义。

（四）全科医学健康教育的基本内容

1. 慢性非传染性疾病的健康教育　慢性非传染性疾病（noncommunicable disease,

NCDs，简称慢性病）是对一组发病隐匿、潜伏期长、不能自愈或很难治愈疾病的概括性总称。以肿瘤、心脑血管疾病、糖尿病、慢性阻塞性肺疾病以及骨骼关节疾病为代表。此类疾病诸多的致病因素中，不良行为方式和生活习惯是其重要原因。如吸烟、酗酒、吸毒、长期持续的过度劳累、精神紧张及职业压力等是危害健康的常见行为和重要的健康危害因素。健康教育是目前最有效、最实用、最经济的维护健康、防控疾病的措施。其主要内容有：

（1）普及慢性病的防治知识：通过普及慢性病的预防和治疗的相关基础知识，提高自我保健意识和防病能力，以维护健康，延年益寿。如引起疾病的主要原因、早期症状及表现，以便早期发现和早期治疗。

（2）选择健康的生活方式：包括健康行为和健康心理，控制不良行为所致的危险因素。

（3）增强积极的从医意识：遵医嘱实行药物治疗和非药物治疗等，做慢性疾病预防的积极参与者和接受者。

（4）掌握初级的保健技能：主要是通过健康教育能够初步掌握自我保健的基本技能。如自测血压、血糖、体温，自查乳房等。

作为中医全科医师，还要结合阴阳五行、天人合一及药物的四气五味等中医学的基本理论，讲解中医健康保健的观点、原则和具体方法等，提倡人的健康保健必须顺应季节变化，并结合所处环境的不同时节和地区特点，而吃、穿、作、息。针对慢性病的发病原因对人们进行"未病先防"的健康教育，变"被动医疗"为"主动预防"，把"未病先防"的理念，变成人人自觉的行动，对提高人类的健康和疾病预防水平有着积极的意义。

2. 传染性疾病的健康教育　传染病在人群中的发生、传播和终止过程，称为传染病的流行过程，传染病的流行必须具备传染源、传播途径和易感人群三个基本环节。目前，《中华人民共和国传染病防治法》将37种传染病列为法定管理的传染病，并根据其不同的传播方式、速度及其对人类危害程度，分为甲、乙、丙三类。同时规定了"国家对传染病实行预防为主的方针"，且提出了具体的预防措施。

因此，传染性疾病的健康教育，必须遵循"预防为主、防治结合、分类管理"的原则，针对传染病流行的三个基本环节，进行经常性、持续性、合理性的工作。其主要内容有：

（1）加强宣传教育：利用各种形式和方法，针对不同年龄段的社区的群众进行内容各异的卫生知识、法规的宣传和教育（包括《传染病防治法》、《食品卫生法》、《公共场所卫生管理条例》等），以提高人民的健康知识水平和自我保护意识，并促使群众积极、自觉地进行饮用水消毒、社区环境消毒、杀虫、灭鼠等具体行动，改变不良的生活行为和方式，从而减少传染病的发生、控制传染病的传播流行。

（2）开展免疫接种：免疫接种，又称人工免疫，是将生物制品接种到人体内，以提高人群的免疫水平、降低易感性的特异性预防措施。包括人工自动免疫、人工被动免疫和被动自动免疫。针对不同特点的人群，采用不同的免疫方式，以获得免疫保护作用，从而有效地对易感人群进行防护。

3. 心理的健康教育 心理健康问题的产生日益普遍，且得到了广泛的关注。涉及各年龄段、不同人群的性格、社会背景、人际关系、生活环境、生活习惯等各方面的心理健康问题。其主要内容有：

（1）减少危害健康行为：生活中处处存在着危害健康的行为，只有减少或消除这些危险因素，才能保持和促进健康。如学会应付社会与生活事件的紧张刺激，改变不良的生活习惯，戒烟戒毒、预防艾滋病，改进营养与饮食状况，增强自我保健意识，维持人际关系和谐等。

（2）预防病源性心理反应：正确认识自我，正确对待疾病，树立战胜疾病的信心，多与人交流，融入到群体中，转移对疾病的注意力，防止因疾病而产生不良的心理反应。

4. 不同年龄阶段的健康教育 世界卫生组织（WHO）推荐将人的生命周期分为围生期和婴幼儿期、青少年期、成年期和晚年期四个阶段。其主要内容有：

（1）围生期和婴幼儿期：首先是营养与喂养指导，提倡母乳喂养，对需要进行人工或混合喂养儿童，指导家长喂养计算、辅食添加、儿童合理饮食等。其次是早期教育指导，根据儿童生长发育特点与个体化原则，有针对性提供儿童早期教育。还有儿童期体格锻炼及安全教育。

（2）青少年期：包括营养指导、个人卫生指导（青春期生理卫生和心理卫生指导）及生命安全教育。青少年期尤其要重视干预不良行为，包括戒断被动及主动吸烟、饮酒。

（3）成年期：包括生殖保健教育、心理健康教育，及疾病高危人群的健康教育，以达到早期预防、早期发现和处理的目的。

（4）老年期：包括急慢性疾病的预防保健、康复指导及心理健康教育。

5. 日常生活的健康教育 日常生活是人的生命过程中重要的组成部分，是健康教育的重要内容。其主要内容有：

（1）饮食营养：普及饮食卫生和膳食营养知识，科学安排膳食，合理汲取营养；意识到暴饮暴食、偏食、无规律饮食的危害；学习预防常见食物中毒的知识；学习心脑血管疾病、糖尿病、肥胖症等常见疾病的膳食知识。

（2）戒烟指导：向儿童和青少年宣传吸烟对健康的危害，对开始吸烟和正在戒烟者加强宣传教育力度，家庭、社区共同创造有利于不吸烟和戒烟的文化氛围和环境。全科医师应该询问每位病人的吸烟情况，劝导吸烟者戒烟，宣传戒烟的好处并指导戒烟。

（3）婚姻生育：婚前卫生指导，使育龄妇女懂得婚前优生优育的相关知识，对暂缓结婚、不宜生育的情况提供指导；孕期健康教育，包括孕期保健、产时保健、产褥期保健、哺乳期保健和新生儿保健等知识；计划生育教育，使妇女掌握计划生育政策和节育措施。

（4）预防急救：随着工业化程度加大及生态环境的破坏、自然界气候的变化、城市内高密度的居住环境以及交通和旅游事业的发展，突发的灾害及意外危险事故不断发生。普及安全防范措施及急救知识，预防意外伤害，以提高自救、互救的能力。

（五）健康危险因素评价

1. 健康危险因素和健康危险因素评价的概念　健康危险因素，是指体内、外环境中与疾病发生、发展和死亡有关的各种诱发因素。按照 Dever 模式可以分为环境因素、个人行为因素、生物遗传因素、卫生服务因素四大类。健康危险因素评价（health risk appraisal，HRA）是研究致病危险因素和慢性病的发病率及死亡率之间数量依存关系及其规律性的一种技术。

健康危险因素评价：是指在临床工作从采集病史、体检和实验室检查等过程中收集有关个体危险因素信息，研究致病危险因素与慢性病发病率及死亡率之间数量依存关系及其规律性的一种技术，为下一步对危险因素的个体化干预提供依据。

健康危险因素评价方法于 1970 年由 Robbins 和 Hall 提出。具体的评价方法有多种。全科医学采用以病人为中心的健康危险因素评估方法。此方法根据病人的生活方式、个人及家族史、社会关系、生活习惯、职业、宗教信仰、健康信念模式、就医行为、体检结果等，确定病人的主要健康危险因素，并预测未来可能出现的健康问题或现存健康问题的发展历程。其主要宗旨是用客观数据来警示病人，激励其改变不健康的生活方式和行为，从而促进居民健康。

2. 健康危险因素评价适用范围

（1）预防疾病发生：主要用来收集各类人群的危险因素资料，或对某种危险因素进行筛检，预测健康问题，以便采取有针对性的保护性措施，防止疾病发生。

（2）反馈增进健康：作为一种手段，向个体提供与个人健康有关的信息，努力使个体采纳健康生活方式的建议；作为一种程序化的健康教育工具，它对每一咨询个体的危险因素进行评价，并反馈评价结果，同时提出相应建议，以便能在一定程度上改变个体不良的行为和生活方式，以增进健康。

（3）分类健康管理：利用健康危险因素评价了解人群危险因素的种类及数量，并将其分为高危险组与低危险组，对属于不同危险类型的群体采取集中形式的健康教育及健康促进活动，对高危险组的个体采取有针对性的干预，以便对人群的健康进行分类管理。

（4）降低病死率：流行病学资料显示，生活方式习惯和一些生物测量指标如血压、血脂、血糖与负性健康状况存在明确的关系。降低这些危险因素，相应的发病率及死亡率会明显降低。

（5）降低医疗费用：健康危险因素与医疗费用存在密切关系。目前，一些健康保险公司正在利用 HRA 进行疾病管理，并将健康危险因素评价及健康教育作为一级、二级预防活动的重要内容以控制不断上涨的医疗费用。

（六）健康教育的任务和要求

健康教育的任务和要求体现在诸多方面，现以社区为例具体叙述如下。

1. 加强网络建设　成立由街道主任负责，居民小组长及辖区内各企事业单位健康教育宣传员组成的健康教育网络队伍，并组织健康相关的培训学习，以提高其健康知识水平与素养。

2. 建立宣传阵地　采用个人责任制，建立立体化、多层次的宣传阵地。如在公共媒体如广播、电视、报纸开辟健康教育专栏；社区街道和居民区楼群中设立宣传画廊、卫生黑板报和阅报栏等。

3. 开展健康调查　针对不同的群体，有选择性地进行"城镇居民健康教育现状调查"、"老年性高血压病等常见病调查"、"社区健康教育示范效果调查"、"婴幼儿家长吸烟情况调查"、"城镇居民健康知识培训调查"等，为制定健康教育规划和进行评价，提供科学依据。

4. 建立工作制度

（1）定期开会制度：社区健康教育领导小组每年召开两次工作例会，部署健康教育工作。

（2）检查督促制度：每半年组织进行一次健康教育检查，督促街道、居民会、企事业单位按计划完成健康教育任务。

（3）信息反馈制度：规定街道每季度向社区卫生防疫站健教科报工作报表。

（4）宣传教育制度：即"五个一"制度：街道每月换一次黑板报和阅报栏；每月举办一次卫生讲座；每月投一篇卫生广播稿；每季更换一期卫生宣传窗和卫生墙报；社区卫生局每季度指派有特长的医生到街道开展一次健康咨询活动。

5. 开展健康活动　举办健康知识培训班、健康知识竞赛、文体保健活动等群众喜闻乐见的、有利于健康的活动。

6. 建立健康档案　社区居民健康档案是记录居民健康状况的系统性文件，包括个人既往和目前的健康状况记录、健康检查记录、个人和家庭一般情况记录等，建立完整的资料档案，要做到工作有计划、有总结，活动有记录、有普及，资料有留底、有真实性，并及时归档、进行分类保存。

二、养生保健

（一）中医全科医学养生

中医全科医学的养生，主要是涵盖与秉承中医学的养生理念和方法，开展全民的养生教育和实践。

1. 养生的概念　养生，即保养生命，又称摄生、卫生、道生等，是指以生命发展规律为依据，通过调理饮食、修炼形体、调养精神等方法，以达到提高体质、防治疾病、延年益寿的目的。

2. 养生的原则　《素问·保命全形论》说："人以天地之气生，四时之法成"。所以中医全科医学的养生应遵循以下基本原则，即"法于阴阳，和于术数，食饮有节，起居有常，不妄作劳"。也就是说要效法自然界寒暑往来的阴阳变化规律；恰当运用调摄精神、锻炼身体等一些养生方法；饮食有节制；起居有规律；不过度劳累，也不过度安逸。这样才能健康长寿，即"形与神俱，而尽终其天年"。

3. 养生内容和方法

（1）情志与养生：人有喜、怒、忧、悲、思、恐、惊七种情志，七情太过就会直接伤及五脏而导致疾病发生。一个人的精神状态是衡量健康状况的首要标准，养生当中，最重要的是养心。《素问·上古天真论》就提出"恬淡虚无，真气从之，精神内守，病安从来"。古人亦有云："常观天下之人，凡气之温和者寿，质之慈良者寿，量之宽宏者寿，言之简默者寿。盖四者，仁之端也，故曰仁者寿"。

情志养生首先要少私寡欲，减少私心杂念，节制对私欲和对名利的奢望。其次养心敛思，养心，即保养心神；敛思，即专心致志，志向专一，排除杂念，驱逐烦恼。保持性格开朗，精神乐观也是健身的要素。在培养竞争意识的同时培养良好的心理素质，提高心理平衡的能力也很重要。平日多参加各种有益于心身健康的活动，寻找精神寄托，预防情志过度，保证脏腑安泰。因此，中医全科医学养生不仅把心理因素作为健康的标准，而且也作为预防疾病、调治疾病的第一步。

（2）食疗与养生：食疗又称食治，即利用食物来影响机体各方面的功能，使其获得健康或愈疾防病的一种方法。食物是为人体提供生长发育和健康生存所需的各种营养物质，还能疗疾祛病。如张锡纯《医学衷中参西录》中指出："病人服之，不但疗病，并可充饥；不但充饥，更可适口，用之对症，病自渐愈，即不对症，亦无他患。"可见，食物本身就具有"养"和"疗"两方面的作用。

食疗养生应遵循中医的基本理论，如《素问·至真要大论》说："五味入胃，各归所喜，故酸先入肝，苦先入心，甘先入脾，辛先入肺，咸先入肾，久而增气，物化之常也"。同时需要讲究膳食的平衡，提出"五谷宜为养，失豆则不良；五畜适为益，过则害非浅；五菜常为充，新鲜绿黄红；五果当为助，力求少而数"的膳食原则。《养生录》还提出食疗养生"六宜"，即"食宜早些、食宜暖些、食宜少些、食宜淡些、食宜缓些、食宜软些"。

（3）运动与养生：运动养生是指通过各种适度的运动方式对人体内精、气、神进行调节，以推动气血运行增强脏腑功能，气血调畅、疏郁散结，达到维护健康、增强体质、延长寿命、延缓衰老的养生方法。运动养生具有重要的意义。早在《吕氏春秋》中，便从生理、病理方面，对运动养生的内涵进行了深刻阐发，认为"流水不腐，户枢不蠹，动也，行气亦然，形不动则精不流，精不流则气郁"。以动养形，呼吸精气，疏通气血，舒筋健骨，可达强身祛病之功。运动养生的形式包括：散步、跑步、登山、游泳、武术等，具有中医特色的是五禽戏、八段锦、易筋经、太极拳等。

（4）时令与养生：时令养生思想是以《黄帝内经》中的理论为基础的，《素问·四气调神论》说："阴阳四时者，万物终始死生之本也。逆之则灾害生，从之则苛疾不起"。春温以生之，夏热以长之，秋凉以收之，冬寒以藏之。养生要顺应四时的变化，即人与自然要和谐统一。

1）春季养生，重视养阳护肝：春为四时之首，万物更新之始，正如《黄帝内经》所说："春三月，此谓发陈，天地俱生，万物以荣，夜卧早起。广步于庭，披发缓形，以使志生，生而勿杀，予而勿夺，赏而勿罚，此春气之应，养生之道也"。

养生原则：一是补养阳气：适当多吃大枣、山药、黄豆芽、绿豆芽、香菜、春笋、莴笋、菠菜、油菜、荠菜等食物，不宜油腻、生冷、黏硬食物，以免伤及肝脾；二是升养补肝：适当进食富含硒元素的小麦、玉米、南瓜、红薯干、大白菜、紫菜、海鱼及硒蛋等，有助于护肝养生。

2）夏季养生，同调心肺脾肾：夏季是阳气最盛的季节，气候炎热而生机旺盛。此时是新陈代谢的时期，阳气外发，伏阴在内，气血运行亦相应地旺盛起来，活跃于机体表面，故夏季养生重在精神调摄，保持愉快而稳定的情绪，切忌大悲大喜，以免以热助热，火上加油。心静人自凉，可达到养生的目的。

养生原则：一是健脾除湿：湿邪是夏天的主气，加上夏日脾胃功能低下，人们经常感觉胃口不好，容易腹泻，出现舌苔白腻等症状，所以应常服健脾利湿之物。一般多选择健脾芳香化湿及淡渗利湿之品，如藿香、莲子、佩兰等；二是清心消暑：夏日气温高，暑热邪盛，人体心火较旺，因此常用些具有清热解毒清心火作用的药物，如菊花、薄荷、金银花、连翘、荷叶等来祛暑；三是补养肺肾：夏天心火旺而肺金、肾水虚衰，要注意补养肺肾之阴。可选用枸杞子、生地黄、百合、桑葚以及酸收肺气药，如五味子等，以防出汗太过，耗伤津气。

3）秋季养生，不忘养阴润肺：秋季阳气渐收，阴气生长，燥令当行，易耗阴津。与秋相应之脏腑为肺，肺为娇脏，不耐寒热，且为华盖，又外主皮毛，最易被外邪侵袭，因此，秋季注重肺脏的保养，才能减少疾病的发生。

养生原则：一是护养阴气：首先，要内心宁静，神志安宁，心情舒畅，切忌悲忧伤感，可选用诸如登高远眺、赏菊、观红叶等方式以悦情志，调心神。其次，宜多食酸性食物以收敛肺气，如苹果、橘子、山楂、猕猴桃等，少吃辛辣食物避免发散泻肺，如葱、姜等；二是润肺滋阴：宜常吃银耳、豆腐、百合、蜂蜜、糯米、粳米、豆芽等。

4）冬季养生，强调护阴暖阳：冬季寒气凝滞收引，易导致人体气机、血运不畅，而使许多旧病复发或加重，如中风、心肌梗死等。且冬季人体阳气收藏，气血趋向于里，皮肤致密，水湿不易从体表外泄而大部分化为水，下注膀胱成为尿液，无形中就加重了肾脏的负担，易导致肾炎、遗尿、尿失禁、水肿等病症。

养生原则：一是养胃固精：晨起宜服热粥，晚餐要节制饮食，以护养胃气。生活起居宜早睡晚起，早睡以保养阳气，晚起以固护阴精；二是防寒暖阳：宜驱寒就温，注意保暖；忌厚衣重装，防止津液大泻。可多食羊肉、牛肉、韭菜、干姜、草鱼、红糖等温热性食物，以保养阳气，保护健康。

（5）药物与养生：药物养生就是运用具有防衰抗老作用的药物来达到延缓衰老、健体强身的目的。药物养生是中国古代养生学家在中医理论的指导下，经过长期的养生防病的医疗实践总结出来的养生方法。汉代王充《论衡·自纪》中说："养气自守，适食则酒，闭目塞聪，爱精自保，适辅服药，引导庶冀，性命可延，斯须不老"。

药物养生，应掌握如下原则：①进补适时，不可盲目：应在辨明虚实，确认属虚的情况下，有针对性的进补。如用补益法进行调养，多用于老年及体弱多病之人，无病体健者一般不需服用。贸然进补，易加剧机体的气血阴阳平衡失调，不仅无益，反而有害。②补虚泻实，切勿偏颇：进补的目的在于谐调气血、阴阳、寒热、虚实的平衡，宜恰到好处。过偏则导致新的失衡，使机体又一次遭受损伤。如气血不足或偏阳虚体质的人，宜多吃辛甘味的食品以助阳气的升发。偏阴虚体质的人，则多食酸甘以养阴；易上火者，多用滋阴降火之品。易内热者，多用泻火通便之品。③天人合一，辨证运用：药食进补，宜根据四季阴阳盛衰消长的变化，采取不同的方法。否则，不但无益，反而有害健康。④利弊难辨，谨慎选择：中医在使用药物调养的同时，特别重视药物毒性不良反应和药源性疾病，主张补虚药不可滥用，泻火药不可久服等。中医认为"凡药皆毒也，非止大毒小毒谓之毒，虽甘草、人参，不可不谓之毒，久服必有偏胜"。⑤补养效果，当须缓图：衰老是复杂而缓慢的过程，任何益寿延年的方法，都不是一朝一夕即能见效。药物养生也不例外，不可能指望在短时期内依靠药物达到养生益寿的目的。若不明此理，则欲速不达，非但无益，抑或有害。

（6）娱乐与养生：娱乐养生是指通过轻松愉快、活泼多样的活动，在美好的生活氛围和高雅的情趣之中，使人们舒畅情志、怡养心神、增加智慧、动筋骨、活气血、锻炼身体、增强体质，身心兼养，寓养于乐，从而达到养神健形，益寿延年的目的。娱乐养生的形式丰富多彩，可动静结合，刚柔相济，例如：琴、棋、书、画、花、木、鸟、鱼、旅游、垂钓等皆属之。

娱乐养生，遵循以下原则：①因人而异：根据不同的年龄、职业、生活环境、文化修养、性格、气质，选择不同的娱乐形式，才能达到良好的养生效果；②调养身体：切勿争强好胜，勿做力不从心的活动，以免伤害身体；③和谐适度：不可娱乐太过，否则就成为《素问·上古天真论》中所谓"务快其心，逆于生乐。"这样背离养生之道的行为，于身体非但无益，而且有害。

（7）针灸推拿与养生：《灵枢经·经别》说："十二经脉者，人之所以生，病之所以成，人之所以治，病之所以起"。疾病的酿成与痊愈，与人体经络有密切关系。针灸、推拿就是根据经络腧穴理论，运用不同方法调整经络气血，以通达营卫，谐调脏腑，平衡阴阳，以达到增强体质、防病治病、养生保健的目的。

针灸推拿疗法在激发和调动机体自身潜能方面独具特色，《扁鹊心书》记载："人于无病时，常灸关元、气海、命门……虽未得长生，亦可保百余年寿矣"。我们日常保健按摩的穴位主要有：大椎、身柱、命门、气海、关元、足三里、涌泉。以经络理论为基础进行养生治疗，还有推拿疗法、刺血疗法、刮痧法、拔罐法等。

（8）体质与养生：主要是针对不同的体质，采取相应的措施，以强健身体，保养正气，达到预防疾病发生，促进疾病康复的目的。未病时，辨别体质类型，通过药膳补养、针灸按摩、太极拳等传统健身运动等方法，调节机体阴阳、气血失衡，使偏颇体质得到纠正，保持健康的精神状态和强健的体魄，从而抵御疾病的发生。

（二）中医全科医学保健

中医全科医学的保健，充分发挥中医优势，以维护和促进人们健康。

1. 保健的概念与方法

（1）概念：即保护健康。亦指为保护和增进人体健康、防治疾病，医疗机构所采取的综合性措施。

（2）内容：①首要辨明体质特点：养生要重视体质因素，保健亦是如此。中医将人群的分为平和质、气虚质、阴虚质、阳虚质、痰湿质、湿热质、血瘀质、气滞质和特禀质9种，不同的体质类型在形体特征、生理特征、心理特征、病理反应状态、发病倾向等方面各有特点。因此,中医在对机体的调治中有所偏重。例如,气虚质重在益气健脾,避免过度的体能消耗;痰湿质则以清淡饮食为要,适当运动等。②着重改善健康状态:中医以"阴平阳秘"为目标,对处于亚健康状态的人群进行干预。例如,睡眠障碍者,可运用文体活动、针灸推拿、饮食疗法,或予以归脾汤;情绪忧郁者,可进行心理疏导、文体活动,或予以逍遥散;反复感冒者,可加强体育锻炼,或予以玉屏风散调理。③重视预防传染性疾病:中医药在一些传染病的预防工作中已取得了很好的效果,尤其是中医药的早期干预,可预防传染或者阻断病情发展。例如,1956 年石家庄乙型脑炎的大流行、2003 年的传染性非典型肺炎(SARS)、2005 年全球暴发的禽流感等,证明中医药在防治传染病的过程中发挥了重要的作用,取得了较好的效果。

2. 自我保健的概念和方法

(1) 概念:自我保健强调个人应为自己的健康负责,强调个人在健康中的指导地位。世界卫生组织认为:自我卫生保健是指由个人、家庭、亲友和同事自发的卫生活动,并做出与卫生有关的决定。强调个人应为自己的健康负责,强调个人在自己的健康中的指导地位。自我保健是社会进步和医学发展的必然趋势,也是实现世界卫生组织倡导的"健康为人人,人人为健康"重要举措。自我保健有如下优势和特色:①挖掘健康潜能:自我保健是一种最充分的保健,能够充分发挥人的主观能动性,充分挖掘人的健康潜能;②促进医患关系:自我保健把被动接受医疗机构和医生的诊疗行为,转变为主动、积极参与并决策自己健康的保健活动,促使双方建立了一种新型的医患关系;③节约医疗资源:自我保健使医疗保健的重点,从医疗单位逐渐转移到家庭中,从而降低了社会医疗支出,优化了医疗资源配置,节约了医疗资源。

(2) 方法:①生理调节。生理调节在身体状况的维持中起着重要的作用。能直接影响健康的生理调节方法有:坚持体育锻炼,依据自身情况制定适宜的体育锻炼计划,并坚持完成;注意合理膳食,保持营养均衡;强调劳逸结合,保证充足睡眠,调节生活节律。②心理调节。心理调节主要为控制感情,克服情绪过度变化,包括压抑、紧张、兴奋、愤怒等。改变某些心因性疾病的环境,如高血压病、冠心病、精神病等病人所处的不利于疾病和心理的环境,避免和减少各种心理刺激;加强健康心理训练,强调个人健康要靠自己维护,树立战胜疾病的信心。③行为矫正。行为矫正包括促进健康行为发展和杜绝或控制损害健康的行为,结合健康教育和健康促进的相关内容,效果显著。④自我诊断。自我诊断是指根据自己对医药卫生知识掌握程度和对自己身体状况的了解情况,对身体出现的异常感觉和变化做出的判断。自我诊断需要掌握自我诊断的医学知识和技能,如测量身高、体重、呼吸、血压、心率,并了解其正常范围和出现异常的临床意义。妇女要学会自我检查乳房法,中年人以上要了解癌症早期信号的知识等;⑤自我预防。自我预防指在疾病或意外事故出现之前,个体所做的心理上、知识上和物质上的准备。如在全科医师指导下学会一般的急救常识,培养自己和家庭成员的良好生活习惯,备有常用的药品,按计划参加健康检查。

学习小结

1. 学习内容

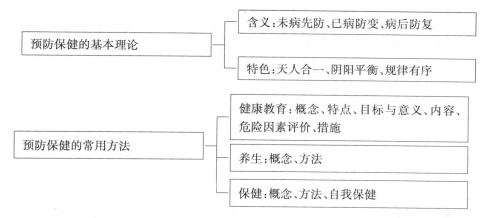

2. 学习方法

本章的学习要结合中医学的形成和发展，重点掌握中医学的预防保健的基本理论的概念、形成和发展、特色、意义，以及常用的预防保健方法。难点是如何应用所学知识，进行健康教育的医疗实践。

（宫晓燕　王晓峰）

复习思考题

1. 结合你对中医全科医学的了解，谈谈治未病理论的应用及今后发展的趋势。
2. 谈谈中医全科医学的预防保健还有哪些方法。
3. 结合相关知识，谈谈中医全科医学养生保健在医疗实践中的作用。

第六章　中医全科医疗中的法律问题

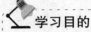 **学习目的**

　　掌握《中华人民共和国执业医师法》的主要精神；熟悉中医全科医疗中的相关法律法规；了解中医全科医疗中的常见法律问题。

学习要点

　　执业医师的概念和职责，执业医师考试制度和注册制度，执业医师的权利、义务和执业规则、执业医师法规定的法律责任；人口与婚育法律法规、母婴保护法、传染病防治法、突发公共卫生事件应急法律法规、卫生技术人员管理法律法规及医疗事故处理法律法规中的法律责任；医疗事故的界定、分级和预防、处置。

　　纵观国际社会，公民的健康权利已得到不同程度的确认和保障。在我国，要满足居民的社区卫生服务需求，最大限度的保护病人和自身的利益，避免和减少医疗纠纷，最终实现医学的以人为本的根本宗旨，作为从事社区医疗工作的中医全科医生，了解并贯彻相关的法律法规是十分必要的。

第一节　中医全科医疗的相关法律制度

　　我国《宪法》明确规定："国家应发展医疗卫生事业，发展现代医药和我国传统医药，鼓励和支持农村集体经济组织、国家企业事业组织和街道组织举办各种医疗卫生设施，开展群众性的卫生活动，保护人民健康。"这为建立社区卫生服务机构，发展社区中医药卫生服务，履行预防保健职责提供了法律依据。依据宪法，社区居民享有休息权；社会救济、社会保险权；饮用水和食品安全权；对自己健康状况的知情权；对治疗措施的同意权；个人健康、医疗隐私的保密权；受到健康伤害的诉讼赔偿权等权利。中医全科医疗既要尊重公民的上述权利，更应担负起保护公民权利的职责和义务。

　　1998年，国务院发布了《关于建立城镇职工基本医疗保险制度的决定》（国发〔1998〕44号），开始建立保障职工基本医疗需求的社会医疗保险制度。为实现基本建立覆盖城乡全体居民的医疗保障体系的目标，2007年7月，国务院发布了《关于开展城镇居民基本医疗保险试点的指导意见》。同年，劳动和社会保障部发布了《关于促进医疗保险参保人员充分利用社区卫生服务的指导意见》，要求通过扩大社区卫生服务机构及基层医疗机构定点范围、将社区卫生服务中的基本医疗服务项目纳入医疗保险支付范围以及适合降低参保人员医疗费用自付比例等措施，引导参保人员利用社区及基层医疗服务。这些都为全科医生成为基本医疗保险和基本卫生保健的守门人提供了政策支持。

一、人口与婚育法律法规

《中华人民共和国婚姻法》和《中华人民共和国人口与计划生育法》以及《婚姻登记条例》，对我国的婚姻制度、妇女儿童和老人等合法权益、人口和计划生育等均提出了规范性要求。为公民身心疾病的预防、社区家庭的和谐美满、人口数量的控制、人口质量的保证等关系国计民生的重大利益提供了保障。

1. **计划生育**　国家建立婚前保健、孕期保健制度，防止或者减少出生缺陷，提高婴儿健康水平。计划生育技术服务人员指导实行计划生育的公民选择安全、有效、适宜的避孕措施。对已生育子女的夫妻，提倡选择长效避孕措施。严禁利用超声技术和其他技术手段进行非医学需要的胎儿性别鉴定；严禁非医学需要的选择性别的人工终止妊娠。禁止歧视、虐待生育女婴的妇女和不育的妇女。禁止歧视、虐待、遗弃女婴。

2. **法律责任**　对非法为他人施行计划生育手术的、非法利用超声技术和其他技术手段为他人进行非医学需要的胎儿性别鉴定，或者因选择性别而人工终止妊娠的、实施假节育手术和假医学鉴定的以及出具假计划生育证明的医疗机构和个人，由计划生育行政部门或者卫生行政部门依据职权责令改正，给予警告，没收违法所得。违法所得一万元以上的，处违法所得二倍以上六倍以下的罚款；无违法所得或者违法所得不足一万元的，处以一万元以上三万元以下的罚款；情节严重的，由原发证机关吊销执业证书；构成犯罪的，依法追究刑事责任。伪造、买卖计划生育证明，由计划生育行政部门没收违法所得。违法所得五千元以上的，处违法所得二倍以上十倍以下的罚款；无违法所得或者违法所得不足五千元的，处五千元以上二万元以下的罚款；构成犯罪的，依法追究刑事责任。以不正当手段取得计划生育证明的，由计划生育行政部门取消其计划生育证明。出具证明的单位有过错的，对直接负责的主管人员和其他直接责任人员依法给予行政处分。计划生育技术服务人员违章操作或者延误抢救、诊治，造成严重后果的，依照有关法律、行政法规的规定承担相应的法律责任。

二、特殊人群健康权益保护法律法规

所谓特殊人群，是指母亲和婴儿、未成年人、老年人、残疾人及精神病病人等社会弱势群体。以人为本，构建和谐社会，要求我们要充分保护特殊人群生命健康权益，认真贯彻并严格遵守相关法律法规。

(一)《中华人民共和国母婴保护法》

《母婴保护法》于 1995 年 6 月 1 日起开始施行。该法宗旨是提高我国人口的素质，改善农村和边远贫困地区妇女儿童的健康状况。母婴保健工作以保健为中心，以保健生殖健康为目的，实行保健和临床相结合，面向群体、面向基层和预防为主的方针。

1. **婚前保健**　婚前保健服务是医疗保健机构为公民提供的一种专门服务，主要包括下列内容：①婚前卫生指导；②婚前卫生咨询；③婚前医学检查。经婚前医学检查，发现准备结婚的男女双方或一方患有指定的处于传染期内的传染病或者正值发病期内的精神病的，医生应当劝其暂缓结婚；对患有医学上认为不宜生育的严重遗传性疾病的，医生应当向男女双方说明情况。

2. **孕产期保健**　符合国务院卫生行政部门规定的条件和技术标准，并经县级以上地方人民政府卫生行政部门许可医疗保健机构方可开展孕产期保健工作，具体为育龄妇女和孕产妇提供以下服务：①母婴保健指导；②孕妇、产妇保健服务；③胎儿保健；④新生儿保健。经产前诊断发现有下列情形之一的，医生应当向夫妻双方说明情况，并提出终止妊娠的医学意见：①胎儿患严重遗传性疾病；②胎儿有严重缺陷；③因患严重疾病，继续妊娠有可能危及孕妇生命安全或者严重危害孕妇健康。施行终止妊娠或者结扎手术，应当经本人同意，本人无行为能力的，应当经其监护人同意，并签署意见，并可接受免费服务。严禁采用技术手段对胎儿进行性别鉴定，但医学上确有需要的除外。医疗保健机构出具统一制发的新生儿出生医学证明，有产妇和婴儿死亡以及新生儿出生缺陷情况的，应当向上级卫生行政部门报告。

3. 法律责任 严禁未取得国家颁发的有关合格证书的机构从事婚前医学检查、遗传病诊断、产前诊断或者医学技术鉴定、施行终止妊娠手术等行为，违者由县级以上地方人民政府卫生行政部门予以制止，并可以根据情节轻重给予警告或者处以罚款。

未取得国家颁发的有关合格证书，施行终止妊娠手术或者采取其他方法终止妊娠，致人死亡、残疾、丧失或者基本丧失劳动能力的，依照《刑法》第一百三十四条、第一百三十五条的规定追究刑事责任。从事母婴保健工作的人员违反本法规定，出具有关虚假医学证明或者进行胎儿性别鉴定的，由医疗保健机构或者卫生行政部门根据情节给予行政处分；情节严重的，依法取消营业资格。

（二）《中华人民共和国未成年人保护法》

我国于 2007 年 6 月 1 日正式施行《未成年人保护法》。该法的宗旨是保护未满十八周岁的未成年公民的身心健康，保障未成年人的合法权益。卫生部门和学校应当对未成年人进行卫生保健和营养指导，提供必要的卫生保健条件，做好疾病预防工作及儿童的预防接种工作。其中，属于国家免疫规划项目范围的预防接种实行免费；积极预防儿童常见病、多发病；加强对传染病防治工作的监督管理；加强对幼儿园、托儿所卫生保健的业务指导和监督检查。

（三）《中华人民共和国老年人权益保障法》

《老年人权益保障法》自 1996 年 10 月 1 日起施行。其立法宗旨是保障老年人合法权益，发展老年事业，弘扬中华民族敬老、养老的传统美德。

医疗机构应当为老年人就医提供方便，对七十周岁以上的老年人就医，予以优先。有条件的地方，可以为老年病人设立家庭病床，开展巡回医疗等服务，提倡为老年人义诊。

老年人依法享有相关的医疗待遇。国家建立多种形式的医疗保险制度，保障老年人的基本医疗需要。有关部门制定医疗保险办法，应当对老年人给予照顾。老年人患病后若本人和赡养人确实无力支付医疗费用的，当地人民政府视情况可以给予适当帮助，并提倡社会救助。

发展社区服务，逐步建立适应老年人需要的生活服务、文化体育活动、疾病护理与康复等服务设施和网点。发扬邻里互助的传统，提倡邻里间关心、帮助有困难的老年人。鼓励和支持社会志愿者为老年人服务。

（四）《中华人民共和国残疾人保障法》

《残疾人保障法》自 2008 年 7 月 1 日起施行。其立法宗旨是维护残疾人的合法权益，发展残疾人事业，保障残疾人平等地充分参与社会生活，共享社会物质文化成果。

国家保障残疾人享有康复服务的权利，要加强残疾预防和康复工作，建立完善社会化、综合性的防控和康复服务体系。各级人民政府和有关部门分阶段实施重点康复项目，帮助残疾人恢复或者补偿功能，增强其参与社会的能力。康复工作将现代康复技术与我国传统康复技术相结合，以社区康复为基础，康复机构为骨干，残疾人家庭为依托，以实用、易行、受益广的康复内容为重点，优先开展残疾儿童抢救性治疗和康复工作。

地方各级人民政府和有关部门应该有计划地在医院设立康复医学科（室），设立残疾人康复机构，开展康复医疗与训练、人员培训、技术指导、科学研究等工作。此外，地方各级人民政府和有关部门还应组织和调动城乡社会服务网、医疗预防保健机构、残疾人组织、残疾人家庭和其他社会力量，为残疾人开展社区康复工作。

三、疾病预防控制法律法规

为了有效地控制对公民健康危害较大的某些疾病，我国加大了立法力度，先后制定了传染病、职业病、地方病、性病、艾滋病、慢性非传染性疾病和国境卫生检验检疫等疾病预防控制法律法规，不断完善我国疾病预防与控制法律体系，使疾病预防与控制工作有了法律保障。

（一）《中华人民共和国传染病防治法》

《传染病防治法》自 2004 年 12 月 1 日起开始正式施行。其立法宗旨在于加强传染病的管理、预防、控制，消除传染病的发生与流行，保障人体健康和公共卫生。

1. 法定传染病分类管理　我国的传染病实行甲类、乙类和丙类三类管理。

甲类传染病是指：鼠疫、霍乱。

乙类传染病是指：传染性非典型肺炎、艾滋病、病毒性肝炎、脊髓灰质炎、人感染高致病性禽流感、麻疹、流行性出血热、狂犬病、流行性乙型脑炎、登革热、炭疽、细菌性和阿米巴性痢疾、肺结核、伤寒和副伤寒、流行性脑脊髓膜炎、百日咳、白喉、新生儿破伤风、猩红热、布鲁菌病、淋病、梅毒、钩端螺旋体病、血吸虫病、疟疾。

丙类传染病是指：流行性感冒、流行性腮腺炎、风疹、急性出血性结膜炎、麻风病、流行性和地方性斑疹伤寒、黑热病、包虫病、丝虫病，除霍乱、细菌性和阿米巴性痢疾、伤寒和副伤寒以外的感染性腹泻。

上述规定以外的其他传染病，根据其暴发、流行情况和危害程度，需要列入乙类、丙类传染病的，由国务院卫生行政部门决定并予以公布。省、自治区、直辖市人民政府对本行政区域内常见、多发的其他地方性传染病，可以根据情况决定按照乙类、丙类传染病管理并予以公布，报国务院卫生行政部门备案。

对乙类传染病中传染性非典型肺炎、炭疽中的肺炭疽和人感染高致病性禽流感，采取甲类传染病的预防、控制措施。

2. 传染病预防　"预防为主"是传染病防治工作的主要原则。传染病预防工作主要包括：加强卫生法制宣传，培训防治技能；消除各种传染病传播媒介；改善公共卫生设施，保护水源；实行有计划的预防接种制度；建立传染病监测制度；建立传染病预警制度，制定防控预案；防止医院及实验室感染；严格执行各项医疗和卫生制度。

3. 疫情报告　疾病预防控制机构、医疗机构和采供血机构及其执行职务的人员和个体医生为责任报告人。发现鼠疫、霍乱、肺炭疽、SARS、脊髓灰质炎、人感染高致病性禽流感病人或疑似病人，各级各类医疗卫生机构、医卫人员包括乡村医生和个体诊所医生，应当在 2 小时内向发病地的疾病预防控制机构报告；发现乙类传染病病人、病原携带者和疑似传染病病人时，应当在 6 小时内向发病地的疾病预防控制机构报告；在丙类传染病监测区内发现丙类传染病病人时，应当在 12 小时内向发病地的疾病预防控制机构报告。

4. 疫情控制　医疗机构发现甲类传染病时，应当及时对病人、病原携带者予以隔离治疗，隔离期限根据医学检查结果确定；对疑似病人，确诊前在指定场所单独隔离治疗；对医疗机构内的病人、病原携带者、疑似病人的密切接触者，应在指定场所进行医学观察和采取其他必要的预防措施。

5. 医疗救治　县级以上人民政府应当加强和完善传染病医疗救治服务网络的建设，指定具备传染病救治条件和能力的医疗机构承担传染病救治任务，或者根据传染病救治需要设置传染病医院。医疗机构的基本标准、建筑设计和服务流程，应当符合预防传染病医院感染的要求。医疗机构应当按照规定对使用的医疗器械进行消毒；对按照规定一次性使用的医疗器具，应当在使用后予以销毁。医疗机构应当按照国务院卫生行政部门规定的传染病诊断标准和治疗要求，采取相应措施，提高传染病医疗救治能力。

医疗机构应当对传染病病人或者疑似传染病病人提供医疗救护、现场救援和接诊治疗，书写病历记录以及其他有关资料，并妥善保管。医疗机构应当实行传染病预检、分诊制度；对传染病病人、疑似传染病病人，应当引导至相对隔离的分诊点进行初诊。医疗机构不具备相应救治能力的，应当将病人及其病历记录复印件一并转至具备相应救治能力的医疗机构。

6. 法律责任　医疗机构违反本法规定，有下列情形之一的，由县级以上人民政府卫生行政部门责令改正，通报批评，给予警告；造成传染病传播、流行或者其他严重后果的，对负有责任的主管人员和其他直接责任人员，依法给予降级、撤职、开除的处分，并可以依法吊销有关责任人员的执业证书；构成下列犯罪行为的，依法追究刑事责任：①未按照规定承担本单位的传染病预防、控制工作、医院感染控制任务和责任区域内的传染病预防工作的；②未按照规定报告传染病疫情，或者隐瞒、谎报、缓报传染病疫情的；③发现传染病疫情时，未按照规定对传染病病人、疑似传染病病人提供医疗救护、现场救援、接诊、转诊的，或者拒绝接受转诊的；④未按照规定对单位内被传染病病原体污染的场所、物品以及医疗废物实施消毒或者无害化处置的；⑤未按照规定对医疗器械进行消毒，或者对按照规定一次性使用的医疗器具未予销毁，再次使用的；⑥在医疗救治过程中未按照规定保管医学记录资料的；⑦故意泄露传染病病人、病原携带者、疑似传染病病人、密切接触者涉及个人隐私的有关信息、资料的。

（二）《中华人民共和国职业病防治法》

《职业病防治法》自 2002 年 5 月 1 日起施行。其立法宗旨是为了预防、控制和消除职业病危害，防治职业病，保护劳动者健康及其相关权益，促进经济发展。

1. 职业病诊断　职业病诊断应当由省级以上人民政府卫生行政部门批准的卫生服务机构承担。对职业病的诊断应当由三名以上取得职业病诊断资格的执业医师集体诊断，并共同签署"职业病诊断证明书"，经承担职业病诊断的医疗卫生机构审核盖章。

2. 职业病病人的处理　用人单位应当按照国家有关规定，安排职业病病人进行治疗、康复和定期检查。对不宜继续从事原工作的职业病病人，应该调离原岗位，并妥善安置。职业病病人的诊疗、康复费用，按照国家有关工伤社会保障的规定执行。除此之外，依照有关法律规定，有获得赔偿的权利，有权向用工单位提出索赔。用工单位没有依法参加工伤社会保险的，其医疗和生活保障费用由最后的用工单位承担。

四、突发公共卫生事件应急法律法规

突发公共卫生事件（以下简称突发事件）是指突然发生的造成或者可能造成社会公众健康严重损害的重大传染病疫情、群体性不明原因疾病、重大食物和职业中毒以及其他严重影响公众健康事件。

《突发公共卫生事件应急条例》于 2003 年 5 月 9 施行。其立法宗旨是有效预防、及时控制和消除突发公共卫生事件的危害，保障公众身体健康与生命安全，维护正常的社会秩序。

1. 突发事件及时报告制度　突发事件监测机构、卫生服务机构和有关单位发现有突发公共卫生事件的，应当在 2 小时内向所在地县级人民政府卫生行政主管部门报告；接到报告的卫生行政主管部门应当在 2 小时内向本级人民政府报告，并同时向上级人民政府卫生行政主管部门和国务院卫生行政主管部门报告。任何单位和个人对突发事件不得隐瞒、缓报、谎报或者授意他人隐瞒、缓报、谎报。

2. 突发事件应急处理原则　参加突发事件应急处理的工作人员，应当按照突发事件应急预案的规定，采取卫生防护措施，并在专业人员的指导下进行工作。国务院卫生行政主管部门或者其他有关部门指定的专业技术机构有权进入突发事件现场进行调查、采样、技术分析和检验，有关单位和个人应当予以配合。任何单位和个人不得以任何理由予以拒绝。

3. 法律责任

（1）卫生服务机构责任：凡出现下列情况之一的，由卫生行政主管部门责令改正、通报批评、给予警告；情节严重的，吊销《医疗机构执业许可证》；对主要负责人、负有责任的主管人员和其他直接责任人员依法给予降级或者撤职的纪律处分；造成传染病传播、流行或者对社会公众健康造成其他严重危害后果，出现以下犯罪行为的，依法追究刑事责任：①卫生服务机构未依照本条例的规定履行报告职责，隐瞒、缓报或者谎报的；②未依照本条例的规定及时采取控制措施的；③未依照本条例的规定履行突发事件监测职责的；④拒绝接诊病人的；⑤拒不服从突发事件应急处理指挥部调度的。

（2）有关单位和个人责任：在突发事件应急处理工作中，有关单位和个人未依照本条例的规定履行报告职责，隐瞒、缓报或者谎报，阻碍突发事件应急处理工作人员执行职务，拒绝国务院卫生行政主管部门或者其他有关部门指定的专业技术机构进入突发事件现场，或者不配合调查、采样、技术分析和检验的，对有关责任人员依法给予行政处分或者纪律处分；触犯《中华人民共和国治安管理处罚条例》，构成违反治安管理行为的，由公安机关依法予以处罚；构成犯罪的，依法追究刑事责任。

五、卫生技术人员管理法律法规

卫生法对卫生技术人员的管理主要是通过资格准入、规范执业行为、考核提高三个环节实现的。作为中医全科医师，和其他类别医师一样，严格按照《中华人民共和国执业医师法》进行管理。

《中华人民共和国执业医师法》自1999年5月1日起施行。其立法宗旨是加强医师队伍的建设，提高医师的职业道德和业务素质，保障医师的合法权益，保护人民健康。

1. 医师资格考试制度 医师资格考试分为执业医师资格考试和执业助理医师资格考试。考试的类别分为临床医师、中医（包括中医、民族医、中西医结合）师、口腔医师、公共卫生医师四类。考试方法分为实践技能考试和医学综合考试。

国家实行全科医师资格考试制度。全科医师资格考试分为全科医师资格统一考试和资格考试。全科医师资格统一考试的办法，由国务院卫生行政部门制定。全科医师资格考试由省级以上人民政府卫生行政部门组织实施。具有下列条件之一的，可以参加全科医师资格考试：①具有高等学校医学专业本科以上学历，在全科医师指导下，在医疗、预防、保健机构中试用期满一年的。②取得执业医师证书后，具有高等学校医学专科学历，在医疗、预防、保健机构中工作满二年的。③具有中等专业学校医学专业学历，在医疗、预防、保健机构中工作满五年的。具有高等学校医学专科学历或者中等专业学校医学专业学历，在全科医师指导下，在医疗、预防、保健机构中试用期满一年的，可以参加资格考试。④以师承方式学习传统医学满三年或者经多年实践医术确有专长的，经县级以上人民政府卫生行政部门确定的传统医学专业组织或者医疗、预防、保健机构考核合格并推荐，可以参加全科医师资格考试。考试的内容和办法由国务院卫生行政部门另行制定。

2. 医师执业注册制度 取得医师资格的，可以向所在地县级以上人民政府卫生行政部门申请注册。受理申请的卫生行政部门应当自收到申请之日起三十日内准予注册，并发给由国务院卫生行政部门统一印制的全科医师执业证书。医师经注册后，可以在医疗、预防、保健机构中按照注册的执业地点、执业类别、执业范围执业，从事相应的医疗、预防、保健业务。申请个体行医的执业医师，须经注册后在医疗、预防、保健机构中执业满五年，并按照国家有关规定办理审批手续；未经批准，不得行医。

有下列情形之一的，受理申请的卫生行政部门不予注册，还应当在收到申请之日起三十日内书面通知申请人，并说明理由。申请人有异议的，可以自收到通知之日起十五日内，依法申请复议或者向人民法院提起诉讼：①不具有完全民事行为能力的；②因受刑事处罚，自刑罚执行完毕之日起至申请注册之日止不满二年的；③受吊销全科医师执业证书行政处罚，自处罚决定之日起至申请注册之日止不满二年的；④有国务院卫生行政部门规定不宜从事医疗、预防、保健业务的其他情形的。

3. 执业规则 全科医师在执业活动中依法遵守下列规则：①全科医师必须亲自诊查、调查，并按照规定及时填写医学文书，不得隐匿、伪造或者销毁医学文书及有关资料。②全科医师不得出具与自己执业范围无关或者与执业类别不相符的医学证明文件。③对急危病人，全科医师应当采取紧急措施进行诊治；不得拒绝急救处置。④全科医师应当使用经国家有关部门批准使用的药品、消毒药剂和医疗器械。除正当诊断治疗外，不得使用麻醉药品、医疗用毒性药品、精神药品和放射性药品。⑤全科医师应当如实向病人或者其家属介绍病情，但应注意避免对病人产生不利后果。⑥全科医师进行实验性临床医疗，应当经医院批准并征得病人本人或者其家属同意。⑦全科医师不得利用职务之便，索取、非法收受病人财物或者牟取其他不正当利益。⑧遇有自然灾害、传染病流行、突发重大伤亡事故及其他严重威胁人民生命健康的紧急情况时，全科医师应当服从县级以上人民政府卫生行政部门的调遣。⑨全科医师发生医疗事故或者发现传染病疫情时，应当按照有关规定及时向所在机构或者卫生行政部门报告。

4.考核和培训　受县级以上人民政府卫生行政部门委托的机构或者组织应当按照全科医师执业标准，对全科医师的业务水平、工作成绩和职业道德状况进行定期考核。对考核合格的全科医师，考核机构应当报告准予注册的卫生行政部门备案。对考核不合格的全科医师，县级以上人民政府卫生行政部门可以责令其暂停执业活动三个月至六个月，并接受培训和继续医学教育。暂停执业活动期满，再次进行考核，对考核合格的，允许其继续执业；对考核不合格的，由县级以上人民政府卫生行政部门注销注册，收回全科医师执业证书。县级以上人民政府卫生行政部门负责指导、检查和监督全科医师考核工作。

5.法律责任　以不正当手段取得医师执业证书的，由发给证书的卫生行政部门予以吊销；对负有直接责任的主管人员和其他直接责任人员，依法给予行政处分。在执业活动中，医师如有下列违反本法规定的行为之一的，由县级以上人民政府卫生行政部门给予警告或者责令暂停六个月以上一年以下执业活动；情节严重的，吊销其执业证书；产生如下犯罪行为的，依法追究刑事责任：①违反卫生行政规章制度或者技术操作规范，造成严重后果的；②由于不负责任延误急危病人的抢救和诊治，造成严重后果的；③造成医疗责任事故的；④未经亲自诊查、调查，签署诊断、治疗、流行病学等证明文件或者有关出生、死亡等证明文件的；⑤隐匿、伪造或者擅自销毁医学文书及有关资料的；⑥使用未经批准使用的药品、消毒药剂和医疗器械的；⑦不按照规定使用麻醉药品、医疗用毒性药品、精神药品和放射性药品的；⑧未经病人或者其家属同意，对病人进行实验性临床医疗的；⑨泄露病人隐私，造成严重后果的；⑩利用职务之便，索取、非法收受病人财物或者牟取其他不正当利益的。

医师在医疗、预防、保健工作中造成事故的，依照法律或者国家有关规定处理。未经批准擅自开办医疗机构行医或者非法行医的，由县级以上人民政府卫生行政部门予以取缔，没收其违法所得及其药品、器械并处十万元以下的罚款；对医师吊销其执业证书；给病人造成损害的，依法承担赔偿责任；构成犯罪的，依法追究刑事责任。卫生行政部门工作人员或者医疗、预防、保健机构工作人员违反本法有关规定，弄虚作假、玩忽职守、滥用职权、徇私舞弊，尚不构成犯罪的，依法给予行政处分；构成犯罪的，依法追究刑事责任。

六、医疗事故处理法律法规

《医疗事故处理条例》经 2002 年 2 月 20 日国务院第五十五次常务会议通过，于 2002 年 9 月 1 日起实行。其立法宗旨是为了正确处理医疗事故，保护病人和医疗机构及义务人员的合法权益，维护医疗秩序，保障医疗安全，促进医学科学的发展。

1. 医疗事故的概念与分级　医疗事故，是指医疗机构及医务人员在医疗活动中，违反卫生服务管理法律、行政法规、部门规章和诊疗护理规范、常规，过失造成病人人身损害的事故。

依据对病人人身造成的损害程度，医疗事故分为四级。一级医疗事故：造成病人死亡、重度残疾的；二级医疗事故：造成病人中度残疾、器官组织损伤导致严重功能障碍的；三级医疗事故：造成病人轻度残疾、器官组织损伤导致一般功能障碍的；四级医疗事故：造成病人明显人身损害的其他后果的。

2. 医疗事故的处置　医务人员在医疗活动中发生或者发现医疗事故、可能引起医疗事故的医疗过失行为或者发生医疗事故争议的，应当立即向所在科室负责人报告，科室负责人应当及时向本医疗机构负责卫生服务质量监控的部门或者专（兼）职人员报告；负责卫生服务质量监控的部门或者专（兼）职人员接到报告后，应当立即进行调查、核实，将有关情况如实向本医疗机构的负责人报告，并向病人通报、解释。

发生医疗事故的医疗机构应当按照规定向所在地卫生行政部门报告。发生导致病人死亡或者可能为二级以上的医疗事故，导致3人以上人身损害后果，出现国务院卫生行政部门和省、自治区、直辖市人民政府卫生行政部门规定的其他情形的重大医疗过失行为的，医疗机构应当在12小时内向所在地卫生行政部门报告。发生或者发现医疗过失行为，医疗机构及其医务人员应当立即采取有效措施，避免或者减轻对病人身体健康的损害，防止损害扩大。

发生医疗事故争议时，死亡病例讨论记录、疑难病例讨论记录、上级医师查房记录、会诊意见、病程记录应当在医患双方在场的情况下封存和启封。封存的病例资料可以是复印件，由医疗机构保管。疑似输液、输血、注射、药物等引起不良后果的，医患双方应当共同对现场实物进行封存和启封，封存的现场实物由医疗机构保管；需要检验的，应当由双方共同指定具有依法检验资格的检验机构进行检验；双方无法共同指定时，由卫生行政部门指定。疑似输血引起不良后果，需要对血液进行封存保留的，医疗机构应当通知提供血液的采供血机构派员到场。

3. 医疗事故的技术鉴定　卫生行政部门接到医疗机构关于重大医疗过失行为的报告或者医疗事故争议当事人要求处理医疗事故争议的申请后，对需要进行医疗事故技术鉴定的，应当交由负责医疗事故技术鉴定工作的医学会组织鉴定；医患双方协商解决医疗事故争议，需要进行医疗事故技术鉴定的，由双方当事人共同委托负责医疗事故技术鉴定工作的医学会组织鉴定。当事人不服首次医疗事故技术鉴定结论的，可以自收到首次鉴定结论之日起，15日内向医疗机构所在地卫生行政部门提出再次鉴定的申请。

4. 医疗事故的赔偿　发生医疗事故赔偿等民事责任争议，医患双方可以协商解决；不愿意协商或者协商不成的，当事人可以向卫生行政部门提出调解申请，也可以直接向人民法院提起民事诉讼。医疗事故赔偿，应当考虑医疗事故等级、医疗过失行为在医疗事故损害后果中的责任程度、医疗事故损害后果与病人原有疾病状况之间的关系等因素。

5. 法律责任　医疗机构发生医疗事故的，由卫生行政部门根据医疗事故等级和情节，给予警告；情节严重的，责令限期停业整顿，甚至由原发证部门吊销执业许可证，对负有责任的医务人员依法追究相关刑事责任；尚不够刑事处罚的，依法给予行政处分或者纪律处分。对发生医疗事故的有关医务人员，卫生行政部门可以责令暂停 6 个月以上 1 年以下执业活动；情节严重的，吊销其执业证书。

医疗机构或者其他有关机构违反本条例的规定，有下列情形之一的：承担尸检任务的机构没有正当理由，拒绝进行尸检的；涂改、伪造、隐匿、销毁病历资料的，由卫生行政部门责令改正，给予警告。对负有责任的主管人员和其他直接责任人员依法给予行政处分或者纪律处分；情节严重的，由原发证部门吊销其执业证书或者资格证书；非法行医，造成病人人身损害，不属于医疗事故，触犯刑律的，依法追究刑事责任；有关赔偿，由受害人直接向人民法院提起诉讼。

第二节　中医全科医疗中常见的法律问题

全科医疗成为我国城镇卫生事业改革和发展的方向，经过十余年的实践，社区服务网络已初具规模，各项政策逐渐完善，功能逐渐细化规范。中医全科医疗又以其服务优质、价廉、方便的特点逐步得到社区居民的认可。然而，由于我国中医全科医疗和社区卫生服务工作刚刚起步，在开展各项具体工作中，不可避免地会涉及一些医疗法律问题。因此，社区卫生服务人员应该学习了解相关法律法规并依法行医和开展卫生服务，积极预防和避免医疗活动过程中各种违法事件发生。

1. 医疗事故与医疗纠纷　医疗事故是指医疗机构及其医务人员在医疗活动中，违反卫生服务管理法律、行政法规、部门规章和诊疗护理规范、常规，造成病人人身损害的事故。医疗纠纷是指发生在医患之间的、针对医疗活动及其相关活动而产生的争执。医疗技术水平低下和医务工作者责任心不强、疏忽大意是导致医疗事故的主要因素，不管什么原因造成的医疗事故都应该受到严肃的处理。

2. 销售假劣药品罪　随着社区卫生服务在基本医疗保健体系中所起的作用不断增强，药品管理在确保社区居民吃上放心药中所起的作用也来越大。极少数医务人员经不住利益的诱惑，让假药、劣药流入药房，给广大病人健康带来严重损害或威胁的行为，触犯了《刑法》和《药品管理法》，构成了销售假劣药品罪。

3. 非法提供麻醉药品、精神药品罪　医疗机构及其医务人员应该依法管理、使用国家管制的麻醉药品、精神药品，如果违反国家规定，故意向吸毒者提供国家管制的能够使人成瘾的麻醉药品、精神药品，就构成非法提供麻醉药品、精神药品罪。全科医生应严格按照有关规定开具麻醉和精神药品处方，避免药品的滥用，尤其要注意防范吸毒人员骗取麻醉药品。

4. 侵犯病人隐私权问题　全科医生作为社区居民的健康代理人，在日常接诊和健康档案建立过程中，常常会接触和掌握病人及其家庭的大量隐私。病人有权要求全科医生为其保密，全科医生也有为病人保密的义务。全科医生自觉注意言行，恪守病人秘密，尊重其隐私权，是建立良好医患关系的基础。如果因疏忽大意，泄露了病人的隐私，不仅会使自己工作陷入被动，严重时还要承担相应的法律责任。

5. 侵犯病人肖像权问题　公民享有肖像专有权，不可随意侵犯。在全科医疗服务中，有时全科医生为了收集病例，常常利用照相、录像等方式对病人的病情进行记载。这些影像资料如果在教科书、论文或其他刊物中发表或者为了医学教育而在公开场合播放或张贴，就有可能侵犯病人的肖像权，病人也可以以此为由提出诉讼。全科医生对收集到的典型的病例资料要注意保密，若要公开病历资料，需巧妙地隐去病人头面部特征。如因特殊需要，不能隐去头面部特征，则必须告知肖像使用的目的、范围、性质等并征得病人的书面同意，签订知情同意协议书后方能使用。

6. 侵犯病人处分权问题　处分权是指病人拥有处置自己身上的组织、器官的法定权利。在对病人身体进行有损伤的检查、手术时，必须征得病人的知情同意，切不可擅自对病人进行脏器切除。即使是确因病情需要切除了部分组织、器官，且未对病人健康造成重大影响的，如果事前未经病人知情同意，仍然属于侵犯病人处分权行为。

7. 安乐死问题　我国尚未对安乐死立法。生命是人类的基本权利（简称人权），实施安乐死主要是侵犯了人的生命权。延长病人的生命是每个医务工作者的职责，当病人本人或监护人有安乐死意愿时，医务人员无权中止治疗。全科医生应给予病人或家属充分的关怀和安慰，以唤起病人对生的欲望，最大限度地减轻其痛苦。

学习小结

1. 学习内容

中医全科医疗相关法律制度	——	人口与婚育法律法规、特殊人群健康权益保护法律法规、疾病预防控制法律法规、突发公共卫生应急法律法规、卫生技术人员管理法律法规、医疗事故处理法律法规
中医全科医疗常见法律问题	——	医疗事故与纠纷、销售假劣药品罪、非法提供麻醉药品及精神药品罪、隐私权问题、肖像权问题、处方权问题、安乐死问题

2. 学习方法

本章对中医全科医疗中涉及的相关法律制度作了较为全面的介绍，学习中要注重对法律条文的理解，理清各法律之间的关系，采取对比的方法进行学习。

（魏　嵋）

复习思考题

1. 与中医全科医疗相关的法律法规有哪些方面？
2. 引起医疗纠纷的原因主要有哪些？如何从法律的角度避免这些情况的发生？

第七章 社区中医药服务与管理

学习目的

通过全面学习社区卫生服务的主要内容和服务方式，理解社区中医药服务的特点，加深对中医药进社区的必要性和重要性的认识。

学习要点

掌握社区卫生服务的概念、社区中医药卫生服务的特点；熟悉健康档案建立的相关程序；了解社区公共卫生服务的主要内容。

第一节　社区卫生服务

一、社区的概念及由来

"社区"一词来源于拉丁语，原意是"亲密的关系和共同的东西"。在20世纪20年代传入中国的，当时曾被译为"地方社会"或"同地区居民"等。1933年，费孝通和燕京大学的几个同学翻译美国社会学家帕克的社会学论文，第一次将英文"community"译为"社区"，当时了解的人屈指可数。

现在，社区一词已被人们广泛熟悉，它是社会学中的重要概念，现代社会学对社区的定义是：若干社会群体（家庭、氏族）或社会组织（机关、团体）聚集在某一地域里所形成的一个生活上相互关联的大集体。这一定义包含了构成社区的五个要素。

1. 有一定数量的人群　社区是由一个以某种生产关系为基础而组织起来的人口集体组成。对于人口的多少，并无一定的要求。世界卫生组织（WHO）认为，一个有代表性的社区，其人口数大约在10万～30万。

2. 有一定的地域　人口集体或居民群进行生产和生活活动时，有一定的地理区域范围。至于其面积的大小无一定的标准。世界卫生组织（WHO）提出的社区面积为$5\sim50km^2$。

3. 有一定的生活服务设施　社区生活服务设施有学校、医院、邮局、影剧院、商业网点、交通、通讯等，这些生活服务设施可以满足居民的物质需要和精神需要。

4. 有共同的生活方式和文化背景　社区居民有某些共同的需要，如物质生活、精神生活、社会生活等，也有某些共同的问题，如生活、卫生、教育、环境问题等。他们往往有一些共同的生活方式，因此他们不仅具有一定的共同利益，而且具有特有的文化背景、行为准则，以维持人际关系的相互协调。

5. 有相应的管理机构　为满足社区居民的需要和解决社区面临的问题，社区应建立一定的生活制度和规章制度。为谋求规章制度的具体落实，相应产生了各种社区管理机构，如街道办事处、居委会、物业管理部门以及各种社团组织等。

如果按照结构功能来给社区分类的话，可以分为农村社区和城市社区。农村社区一般指乡、镇、村。城市社区又可分为以下几种情况：一是市辖区；二是街道办事处辖区；三是小于街道办事处、大于居民委员会辖区建立的区域功能社区；四是规模调整后的居民委员会。

二、社区卫生服务

社区卫生服务是指由全科医师为主体的卫生组织或机构所从事的一种社区定向的卫生服务。

世界卫生组织（WHO）于 20 世纪 70 年代提出了卫生服务的社区方向，随之社区卫生服务在世界范围内迅速发展。社区卫生服务源于英国及英联邦国家，是国际上比较成熟的卫生服务模式。它不仅能够提高卫生服务的公平性和效率，而且在控制医疗费用不合理增长和提高居民健康水平方面起到了卓有成效的作用。我国虽然直至 20 世纪 80 年代末才开始从国外系统地引进全科医学的理论，但社区卫生服务事实上早已存在，我国的卫生工作方针历来强调卫生工作要面向广大群众，强调防治结合、预防为主，强调团结中西医、依靠科技进步。而我国城乡三级卫生保健网的最基层街道医院、农村的赤脚医生和乡村医生、各种基层保健站实际上就是我国早期的社区卫生服务。

2006 年国务院《关于发展城市社区卫生服务的指导意见》（国发〔2006〕10 号）中对社区卫生服务的定义：社区卫生服务是社区建设的重要组成部分，是在政府领导、社区参与、上级卫生机构指导下，以基层卫生机构为主体，全科医师为骨干，合理使用社区资源和适宜技术，以人的健康为中心、家庭为单位、社区为范围、需求为导向，以老年人、妇女、儿童、慢性病人、残疾人等为重点，以解决社区主要卫生问题、满足基本卫生服务需求为目的，融预防、医疗、保健、康复、健康教育、计划生育技术指导等为一体的，有效、经济、方便、综合、连续的基层卫生服务。

社区卫生服务属于公共服务的范畴，具有公益性，所以在其发展中，政府应当发挥重要作用。社区卫生服务机构是开展社区卫生服务的主要部门，是城市公共卫生体系和基本医疗服务体系的网底，承担预防保健、基本医疗等卫生任务。全科医师是社区卫生服务的主要承担者，社区卫生服务机构以 2 万至 3 万人口为服务半径，使辖区居民步行15 分钟可以获得卫生服务。目前我国社区卫生服务机构有社区卫生服务中心、社区卫生服务站等。

三、社区卫生服务的特点

（一）基层卫生保健服务

社区卫生服务是一种基层的卫生保健服务，主要工作内容包括 6 个方面：①疾病的首诊、诊疗和转诊；②心理诊断与诊疗；③向病人提供个体化的支持；④信息交流；

⑤慢性病人照顾；⑥预防疾病和康复。社区卫生服务中的全科医疗是一种以门诊为主体的第一线医疗照顾，也称为首诊服务（First Contact），全科医疗是整个卫生服务体系的门户和基础，而全科医师就是这个门户的"守门人"（Gate Keeper）。由于全科医疗能够以相对简便、经济、有效的手段来解决社区常见的健康问题，并有有效的转诊制度，所以社区卫生服务成为大多数国家卫生服务体系和医疗保险的基础。

（二）个体化的服务

社区卫生服务是以社区居民为服务对象，从事社区卫生服务的医护人员对所在社区的居民的健康状况比较了解，熟悉其生活和工作环境以及个性，掌握其真正的求医动机，因而提供的卫生服务是因人而异的，是一种个体化的服务。

（三）综合性服务

社区卫生服务是在全科诊疗中，除了提供一般的内科、外科、妇科、儿科、皮肤科、眼科、五官科、口腔科、理疗、中医及老年病、慢性病、职业疾病的防治，还要提供一般精神疾病的诊治；在预防保健方面提供婚前检查、计划生育指导和优生咨询、孕产期保健、计划免疫、单位体检和社区居民的周期性健康检查以及心理咨询、医学咨询、健康教育、家庭医疗护理等，因此是一种综合性的卫生服务。

（四）连续性服务

社区卫生服务对社区居民提供"从生到死"的全程卫生医疗保健服务。主要包括从围生期保健开始，包括婴幼儿的生长发育、青少年保健、中老年的慢性病管理直到濒死病人的临终关怀的卫生服务，几乎人的一生都处在社区卫生服务照顾中。

（五）协调性服务

社区卫生服务中的医护人员应了解各级各类医疗机构和专家的动态，以及家庭和社区内外其他各种卫生资源，并利用这些资源为个人及其家庭提供医疗、护理、精神等多方面的援助。

（六）可及性照顾

社区卫生服务在地理上的接近、使用上的方便、关系上的亲切、结果上的有效、价格上的公平。卫生部关于 2005 年城市社区卫生服务发展目标的意见中规定：以街道办事处为单位，70％的居民从住所步行 15 分钟内，可以到达社区卫生服务中心等综合性社区卫生服务的提供机构，并能够通过电话等通讯方式方便地取得联系。

四、社区卫生服务的运行模式

社区卫生服务主要依托已有的社区卫生服务网络，以与中医医院多种形式的联合协作机制为支持，以中医门诊部、中医个体诊所等为补充。据 2006 年的国家中医药管理局的有关统计显示：全国 95％的地级以上城市、86％的市辖区和一批县级市开展了城市社区卫生服务。目前全国已设置社区卫生服务中心 3400 多个，社区卫生服务站近12000 个。

（一）四级网络模式

合理的卫生资源配置和畅通的绿色的服务通道，是社区卫生服务的发展方向。四级网络模式约占 30%，主要在三级医疗网健全的城市（上海、北京、天津等城市），通过区医疗中心、街道社区卫生服务中心、居民委员会的社区卫生服务站和家庭构成社区卫生服务的双向网络，是现阶段最理想的运作模式。

（二）三级网络模式

这种模式是目前中国中等城市采取的社区卫生服务方式，这是因为我国中等城市一般无一级医院，社区卫生服务直接由二、三级医院在社区建点的方法，即：二、三级医院社区卫生服务科（全科医疗科）、社区卫生服务站和家庭，这种模式的优势是能用最好的医疗资源为社区居民提供服务，双向转诊能成为现实。但最大问题是缺少区域卫生规划，卫生资源不能得到合理配置。

（三）家庭病床网络模式

家庭病床是中国较早的卫生服务模式，20 世纪 80 年代，卫生部在天津市召开了家庭病床现场会，推广这种服务方式。在社区卫生服务启动不好的中小城市，往往由二、三级医院将延续的家庭病床科直接伸向社区家庭，实际上这也是二级服务模式。这种模式的优势也是能用最好的医疗资源为社区居民提供服务，双向转诊能成为现实。但服务内容单调，"六位一体"的综合性服务不能到位。

第二节　社区中医药服务

一、社区中医药服务的概念和特点

（一）社区中医药服务的概念

社区中医药服务是以社区卫生服务网络为基础，充分利用现有中医药资源，发挥中医药的优势和特色作用，满足社区群众对中医药需求，将中医药知识、理论与技术充分运用到社区卫生服务各个环节中，为社区群众提供方便、优质、价廉、可及的社区卫生基本服务。社区中医药服务是具有中国特色、地区特征的社区卫生服务新模式。

1999 年国务院 8 部委下达的《关于发展城市社区卫生服务若干意见》明确指出："社区卫生服务机构要积极采用中医药，中西医结合与民族医药的适宜技术。" 2002 年国务院 10 部委印发的《关于加快发展城市社区卫生服务的意见》也提出：根据居民需求，大力开展中医药、民族医药等的适宜技术，进一步深化社区卫生服务的内涵。

中医传统的服务方式与现代化社区卫生服务要求十分接近，中医对社区居民的常见病、慢性病、老年病、妇科病与皮肤病等更具有独到优势。此外，中医的诊疗技术简、便、验、廉的特点，适合社区医疗活动，对于解决过快增长的医药费用，减轻国家负担，可以发挥更大作用。长期以来中医药在社区有着深厚群众基础，利用中医药的适宜技术为社区卫生服务，既受欢迎，也符合低投入、高效益、低成本、广覆盖的要求。因此，社区中医药服务是中国社区卫生服务的特色。

（二）社区中医药服务的主要特点

1. 符合医疗卫生发展需求　随着医源性、药源性疾病的增加，以及环境污染和生态失衡的困扰，人们逐渐认识到化学药品的危害，一个回归自然返璞归真，热衷于传统疗法、崇尚利用天然药物的潮流逐渐形成。传统的中医药对老年病、慢性病又具有很好的疗效，并且不良反应小，中医理论和技术越来越成为社区卫生保健、康复、防病、治病的理想途径。

2. 能够减轻医疗经济负担　中医的诊疗技术简便、方法灵活，中药资源丰富，成本相对低廉，适合社区医疗活动，对于解决医药费用增长过快，减轻国家负担，可以发挥巨大作用。

3. 丰富社区卫生服务内涵　中医学本身所具有的整体观念、辨证论治、三因制宜等理论，对中医药在社区卫生服务有得天独厚的竞争优势，不但丰富了社区卫生服务的内涵，而且在与全科医学"生物-心理-社会"医学模式的结合等方面，有着广阔的发展领域和前景。

二、社区中医药服务工作内容

（一）社区中医预防保健

1. 针对当地的气候条件、地理环境、风俗习惯，结合人群体质状况、生活方式、多发疾病谱等，制定适合本地区实际情况的中医预防与养生保健方案，为不同人群提供相应的中医养生保健服务。

2. 针对季节性易感疾病和传染性疾病的易感人群，开展中医药健康教育，并采取中医药干预措施，如在流感易发期，发放艾叶燃熏，板蓝根等中药煎水服用；在过敏性疾病易发期，采用中药熏鼻喷喉等方法延缓发作；在节假日前后进行脾胃调理等。

3. 针对孕产妇，运用中医药知识开展孕期、产褥期、哺乳期保健服务，如饮食起居指导、常见病食疗、康复训练指导、产后心理辅导等。

4. 通过健康教育，向中年人群、妇女、儿童、老年人等社区居民宣传相应的中医药预防保健、养生调摄知识以及中医药慢性病防治和传染病防治知识，包括饮食起居、健身运动、心理调适、疾病预防及调护等。

5. 社区卫生服务中心开展中医"治未病"服务，应用《中医基本体质分类量表》、《中医体质分类判定标准》开展中医体质辨识，针对不同体质类型的人群指导个体化调护方案，包括起居调养、药膳食疗、情志调摄、动静养生和经络腧穴按摩保健等。

6. 在社区开展中医药养生保健科普活动，传授养生保健和健康生活方式，推广普及扇舞运动、五禽戏、八段锦、太极拳等运动。

（二）社区中医医疗和护理

1. 社区中医药常见病证中医诊疗。运用中医药适宜技术对社区常见病症进行诊断和治疗。

2. 慢性病中医药防治。针对眩晕（高血压病）、消渴（糖尿病）、中风（脑卒中）、痴呆（老年痴呆）、骨痿（骨质疏松）、肺胀（慢性支气管炎）等社区常见慢性病病人制定个性化的中医防治一体化方案，采取中医防治菜单式服务，包括病因病机、诊断要点、预防和行为干预、中医辨证治疗、中医药适宜技术应用、中医药养生保健、家庭护理等。

3. 开展家庭中医药服务。针对患慢性病需连续治疗的卧床或高龄老人以及有特殊需求的病人，可上门提供针灸、推拿、刮痧、拔罐、敷贴、熏洗、湿敷、药熨、敷脐、穴位注射、吹鼻、耳压、点穴、雾化吸入、送药上门等中医药治疗服务。

4. 社区中医护理。社区中医护理要在辨证施护的基础上，开展慢性病、心理、母婴、临终护理和护理咨询指导以及家庭护理等专项中医护理服务。

5. 有条件的社区卫生服务中心，根据需要可设立以中医知名专家领衔的社区名中医工作室，开展中医特色专科（专病）服务。

（三）社区中医康复服务

1. 针对不同的康复服务对象，制订个体化的中医康复干预方案。

2. 与残联协作，社区全科医师在社区康复站有计划地定期进行社区巡诊，开展中医康复咨询服务，为残疾人提供身体、心理、精神、社会行为等方面的健康和医疗康复帮助，指导康复训练。指导康复协调员利用社区简易康复设施或康复站内康复器械对病人进行康复训练。

3. 开展中医康复知识健康教育。利用各种卫生宣传日、残疾主题日、节假日，组织中医康复专家进入社区进行义诊和中医康复知识的宣传工作，给社区居民现场诊疗和讲解中医康复的各种知识，加大中医康复工作在社区的普及度。

4. 开展康复需求进行调查，综合利用社区资源，整合民政、残联等部门在本社区开设的康复场地和设备等相关资源，为康复对象提供中医康复服务。

（四）社区中医健康教育

1. 开展社区中医健康教育知识讲座。以中医全科医师为骨干，依托全科医师团队，成立健康教育讲师队伍，在各责任社区向群众普及中医药知识。中医健康教育的内容包括：中医四季饮食、起居，体质调养，中医防病等养生保健知识。

2. 开展社区中医健康咨询。全科医师团队在各责任社区进行义诊咨询，包括合理营养，各种慢性病的防治知识，家庭心理教育，以及暴饮暴食、偏食、酗酒对健康的影响等。

3. 开展以家庭为单位的中医健康教育。内容可以包括食疗药膳，食补与药补，冬令进补，情志调摄等。

4. 结合健康主题日，如"世界结核病日"、"全国肿瘤防治宣传周"、"世界无烟日"、"高血压日"、"糖尿病日"、"世界艾滋病日"等各种主题日活动开展相应的中医药健康教育活动。

5. 提供针对不同人群，不同时期的涵盖养生保健、食疗药膳、情志调摄、运动功法和体质调养等内容的中医健康教育处方。

（五）优生优育指导

1. 运用中医药知识开展优生优育、生殖保健和孕产妇保健的咨询及指导。

2. 进行计划生育咨询以及技术指导。

三、社区中医药服务的管理

（一）社区卫生服务中心的中医科室设置

社区卫生服务中心必须开设中医诊室，有条件的应设置中药房，配备一定数量的中药饮片、中成药，配置常用的中医药诊疗设备；社区卫生服务站要配备一定数量的中成药，有条件的可配备一定数量的中药饮片，并配置常用的中医药诊疗设备。2003 年的《全国中医药特色社区卫生服务示范区建设标准》要求：社区卫生服务中心中成药品种不少于 80 种，中药饮片不少于 250 种；社区卫生服务站中成药品种不少于 50 种或中药饮片不少 200 种。社区卫生服务机构的中医门诊量不低于总门诊量的 30%，社区卫生服务机构的门诊中医科室中医治疗率不低于 85%。

（二）社区卫生服务机构的中医人员编制配备

原则上社区卫生服务中心按每万名居民配备 2～3 名全科医师，1 名公共卫生医师。每个社区卫生服务中心在医师总编制内配备一定比例的中医类别执业医师。至少有 1 名中级以上任职资格的中医类别执业医师。社区卫生服务站的至少配备 1 名能够提供中医药服务的执业医师。全科医师与护士的比例，目前按 1∶1 的标准配备。其他人员不超过社区卫生服务中心编制总数的 5%。具体某一社区卫生服务中心的编制，可根据该中心所承担的职责任务、服务人口、服务半径等因素核定。服务人口在 5 万居民以上的社区卫生服务中心，核编标准可适当降低。社区卫生服务中心的人员编制应结合现有基层卫生机构的转型和改造，首先从卫生机构现有人员编制中调剂解决，同时相应核销有关机构的编制。要充分利用退休医务人员资源。

（三）社区中医药卫生服务的设备配备

1. **房屋设置**　中医科室应相对集中，区域独立。中医各类诊室每间不得少于 9 平方米，中医治疗室（针灸、推拿、磁疗等）不得少于 12 平方米。独立设置的中药房不得少于 12 平方米；煎药房不少于 10 平方米，且周围 20 米以内无环境污染源；病床的设置面积符合相关规定。

2. **设备设置**　应配备电针仪、磁疗仪、针灸针、火罐、梅花针、汽化热疗仪、中药灌肠治疗仪、中药离子导入治疗仪、中药熏蒸治疗仪、中药雾化治疗仪、按摩治疗床、牵引床等 5 种以上中医诊疗设备。

中医各诊室配备诊疗基本用具（如诊台、诊床、听诊器、血压计、脉枕等）；中医各科配置相应的专科常规诊疗设备（如妇科的妇科检查床、窥阴器等；骨伤科的牵引器、小夹板等）；药房配备相关设备（如饮片柜、量具、煎药机等），消毒供应室应配备高压消毒锅。

（四）社区卫生服务机构与中医医院的关系

社区卫生服务机构与公立中医医院（含中西医结合、民族医医院）是合理的分工协作关系。公立中医医院要积极参与社区卫生服务工作，加强对社区卫生服务机构的中医药业务指导，主动承担社区卫生技术人员中医药知识与技能的培训任务，为社区卫生服务机构提供必要的技术支持，实行社区卫生服务机构与公立中医医院多种形式的中医药服务的联合与协作，建立有效的双向转诊制度。

第三节　社区健康档案管理

一、健康档案的相关概念

健康档案，是记录居民健康状况的系统性文件，包括个人健康问题记录、健康检查记录、各年龄阶段的保健记录及病人个人和家庭一般情况记录等。中医健康档案是居民健康档案中的一部分，它包括居民中医药服务的需求、居民体质中医的分析、养生保健的方法以及中医适宜技术对健康问题的干预等。

通过建立健康档案，能够了解和掌握社区居民个人的健康状况、居民家庭卫生问题和社区公共卫生问题，同时还可以利用在建立健康档案过程中掌握的社区与家庭资源，包括卫生机构、卫生人力、福利慈善机构、家属及其他可动员的社会资源等，为本社区居民提供医疗保健、精神支持和经济上的协助，以提高居民的健康水平和健康素质。因此，在社区卫生服务中建立健康档案是十分必要的。

健康档案是全科医师的基本工具。健康档案记录方式克服了以往门诊病历过于简单、不规范、医疗及法律效力差等缺点，成为基层全科医疗服务领域内重要的医疗法律文书。

二、健康档案编写要求

健康档案的内容应取决于建立健康档案的目的，满足医疗保健、教学、科研、法律等方面的需要，能体现出全科医疗的原则和特点。这就要求健康档案在形式上统一、简明、实用；在内容上应具备完整性、逻辑性、准确性、严肃性和规范化。

1. 基本原则　灵活性、结构化。为适应计算机管理，居民健康档案的内容编排要结构化，像积木块一样可灵活移动。

2. 主要形式　统一、简明、实用。应结合社区卫生服务工作开展情况，满足实际工作需要为第一目的，尽量做到简单、通俗、实用，至少在一个区（县）内要统一。

3. 编写要求　完整性、逻辑性、准确性、严肃性和规范化。

（1）完整性即内容应能反映以下方面。①病情、患病背景和潜在的健康危险因素，为诊治疾病和促进健康提供依据；②病情的发生、发展过程，以利教学；③从生物、心理、社会三个层面写。

（2）逻辑性是指内容的安排、取舍应考虑是否符合逻辑，是否便于归纳、推理。逻辑性强的健康档案便于医生对病情做出正确的判断，进而制定出未来的计划，有利于培养医生的临床思维能力。

（3）准确性是一切资料可用的前提，不具备准确性的健康档案就没有说服力，不能作为教学、法律工作的依据，亦不可能达到建立健康档案的目的。

（4）严肃性是指健康档案记录须有严肃认真的态度，只有保证严肃性方可保证以上几个方面的要求；另一方面，审视健康档案也可洞悉医生或其他医务人员的工作态度及品质。

（5）规范化是健康档案交流、传递、评价的必要条件，从而有利于有关的评估。

三、健康档案的主要内容

在我国，一般居民健康档案内容分成三个部分，即个人健康档案、家庭健康档案、社区健康档案。

（一）个人健康档案

个人健康档案，包括以问题为中心的个人健康问题记录和以预防为导向的周期性健康检查记录，以及长期用药记录、辅助检查记录、住院记录、转诊记录、会诊记录、周期性健康检查记录。这些记录主要以表格形式出现。

1. 个人健康问题记录　目前，全科医疗中个人健康问题记录多采取以问题为中心的医疗记录（POMR）。POMR 由基本资料、问题目录、问题描述、病情流程表等组成。

（1）基本资料：基本资料一般包括人口学资料（如年龄、性别、教育程度、职业、婚姻、种族、社会经济状况等）、行为资料（如吸烟、饮酒、饮食习惯、运动、就医行为等）、个人史（药物过敏、月经史等）。

（2）问题目录：问题目录一般放在健康档案的开始部分，是健康问题的索引。分为主要问题目录、暂时性问题目录、长期用药清单。

1）主要问题目录：指现在正在影响或将来还会影响个人健康的异常情况，具有慢性、长期的特点。内容包括已明确诊断的慢性生理或心理疾患、手术、社会问题、家庭问题、行为问题、经济问题、异常的体征或化验检查结果、难以解释的症状或反常态度、危险因素，或虽常见但医师认为是较为重要的问题等。

2）暂时性问题目录一般指急性或短期问题：对暂时性问题的记录，可帮助全科医生及时发现可能的重要线索。

3）长期用药清单：把药物的名称、用量、用药起止时间等记录下来，以利于提醒医生进行药物不良反应的随访和监测。

问题目录常以表格形式记录，将确认后的问题按发生的年代顺序逐一编号记入表中。

（3）问题描述及问题进展记录：问题描述将问题表中的每一问题依序号逐一以"S-O-A-P"的形式进行描述。S：代表病人的主观资料（Subject Data）：主观资料是由病人提供的主诉、症状、病史、家族史等，医生的主观看法不可加入其中，要求尽量用病人的语言来描述，以及中医问诊获得资料。O：代表客观资料（Objective Data）：是医生诊疗过程中观察到的病人的资料。包括体检所见之体征、实验室检查、物理检查的资料、中医通过用望、闻、问、切"四诊"的方法获得的资料以及病人的态度、行为等。A：代表评估（Assessment）：评估是 SOAP 中最重要的一部分。完整的评估应包括诊断、鉴别诊断、与其他问题的关系、问题的轻重程度、中医"辨病"、"辨证"结果及预后等。P：代表计划（Plan）：也称与问题相关的计划，是针对问题而提出的，每一问题都有相应的计划。包括诊断计划、治疗计划，中医是经过"辨病"、"辨证"所提供的依据实施中医的"论治"、病人指导等。

（4）病情流程表：流程表以列表的形式描述病情（或其他问题）在一段时间内的变化情况，包括症状、体征、检验、用药、行为等的动态观察。流程表通常在病情（或问题）进展一段时间后，将资料做一图表化的总结回顾，可以概括出清晰的轮廓，及时掌握病况，修订治疗计划、病人教育计划等。需要指出的是，并非所有病人的健康档案均有必要设计记录病情流程表，而是对于患有各种慢性病或某些特殊疾病的病人，或患有医生感兴趣的病种的病人时，才有必要使用病情流程表。除按表格记录病情流程外，也可按 SOAP 描述。

（5）辅助检查记录：记录实验检查、超声检查、X 线检查等项目名称、检查结果及结果描述。

（6）住院记录：记录住院病历号，医院名称、科别，诊断和处理及结果等。

（7）会诊和转诊记录：转诊，即把病人某一问题的部分照顾责任暂时转给别的医生。会诊，是指某一医生为病人的问题请教别的医生。转诊和会诊是全科医生与专科医生协调合作，为病人提供连续性、完整性照顾的过程，会诊时全科医生对病人负有全部责任，转诊也只是把病人照顾的责任部分地转移，全科医生把会诊和转诊作为服务的有效方式，通过组织，利用社区其他卫生机构或人力，保证病人照顾的连续性、完整性。

2. 以预防为导向的记录

（1）周期性健康检查记录。周期性健康检查记录内容包括有计划的健康普查（如测血压、乳房检查、胃镜检查、尿液检查等）以及基本筛查，如儿童贫血检查等。

（2）计划免疫（预防免疫接种等）和健康教育等相关记录。

（3）特殊人群保健记录。如儿童保健记录、老人保健记录、妇女保健记录、慢性病随访记录等。

（二）家庭健康档案

家庭健康档案是居民健康档案的重要组成部分。全科医疗中的家庭健康档案包括家庭的基本资料、家系图、家庭生活周期、家庭卫生保健、家庭主要问题目录及问题描述和家庭各成员的健康档案（其形式与内容见个人健康档案），是全科医师实施以家庭为单位的保健的重要参考资料。

1. 家庭基本资料　家庭基本资料包括家庭住址、人数及每人的基本资料、建档医生和护士姓名、建档日期等。

2. 家系图　家系图是用来描述家庭结构、家庭遗传问题、家庭成员相互关系、家庭重要事件等情况。它能使全科医生迅速掌握家庭有关健康的基础情况和重要信息。家系图相对比较稳定，变化不会太大，是家庭档案的基本资料。家系图以绘图的方式表示家庭结构及各成员的健康状况和社会资料，是简明的家庭综合资料，其使用符号都有一定规定。

3. 家庭评估资料　是对家庭结构和家庭功能等评估资料的记录，包括家系图、家庭圈、家庭功能 APGAR 表、家庭适应度等。

家庭圈是利用心理投射原理，让家庭成员用代表其主观认识的家庭每一成员的圆圈绘制在代表家庭的大圈中。圆圈越大代表在家庭中的权利越大，圆圈越靠近代表相互间的关系越亲密；反之，即表示相互间的关系越疏远。需要注意的是，圆圈可以不代表人，宠物、学校、宗教场所，甚至工作机构均可以绘入。

家庭功能 APGAR 表是 1978 年 Smilkstein 设计出简测家庭功能的 APGAR 问卷。它是主观评估法中比较简便的一种。因为问题较少，评分容易，可以粗略、快速地评价家庭功能，因而比较适宜在基层工作中使用。它共分两部分。第一部分测量个人对家庭功能的整体满意度，第二部分了解个人与家庭成员之间的个别关系。

4. 家庭生活周期　家庭生活周期可分为 8 个阶段（新婚、第一个孩子出生、有学龄前儿童、有学龄儿童、有青少年、孩子离家创业、空巢期和退休），每一阶段均有其特定的发展内容及相应的问题，包括生物学、行为学、社会学等方面的正常转变及意料之外和待协调的危机。全科医生需对每个家庭所处的阶段及存在的问题做出判断，并预测可能出现的转变和危机，进而制订适宜的处理计划并实施之。

5. 家庭卫生保健记录　记录家庭环境的卫生状况、居住条件、生活起居方式，为评价家庭功能、确定健康状况的参考资料。

6. 家庭主要问题目录及其描述　主要记录家庭和家庭生活周期各阶段存在或发生的较为重大的生理、心理和社会问题、家庭功能评价结果等。家庭问题的诊断需要征得病人的知情同意。家庭主要问题目录中所列的问题按发生的年代顺序逐一编号记录。

（三）社区健康档案

建立社区健康档案，是把社区视为一个被照顾者，收集社区自身特有的特征和健康问题，并进行社区特征和健康需求评价，最终达到以社区为导向进行整体性、协调性医疗保健服务的目的。较完整的社区健康档案一般包括社区基本资料、社区卫生服务资源、社区卫生服务状况和社区居民健康状况。

1. 社区基本资料　主要有：①社区人口学资料：总人口数、年龄性别构成、负担人口比例、职业、教育程度、婚姻构成、出生率、死亡率、人口自然增长率、平均寿命、种族特征等；②社区的环境状况：地理位置、范围、自然气候、环境状况、卫生设施和卫生条件、水源、交通情况、宗教及传统习俗等；③社区的经济和组织状况：居民的人均收入、消费水平，社区的各种组织机构，尤其是与全科医疗服务相关的一些组织和机构，如街道办事处、居委会、健康促进会、志愿者协会，等等；④社区可动员的潜力：社区内可以被动员起来参与和支持社区居民健康服务活动的人力、物力和财力资源。人群的健康信念、求医愿望等。

2. 社区卫生服务资源　包括社区的卫生服务机构和卫生人力资源状况。

3. 社区卫生服务状况　包括门诊量统计、就诊原因分类、常见健康问题的种类及构成、门诊疾病种类及构成；转会诊率及转会诊的适宜程度分析等；家庭病床数、家庭访视人次、家访原因、家庭问题分类及处理情况等；住院情况统计，包括住院率、患病种类及构成等。

4. 社区居民的健康状况 包括：①健康问题的分布及严重程度：发病率、患病率、残疾率及疾病构成、疾病谱，死亡率、病死率、婴儿死亡率、特殊人群死亡率、社区死亡原因顺位、社区死因谱及死因谱等；②健康危险因素评估：饮食习惯、缺乏锻炼、生活压力事件、就医行为、获得卫生服务的障碍等。

四、健康档案的建立方法

1. 健康档案可在全科医生的门诊工作中逐步展开，也可通过某些调查活动突击进行。主要问题目录的填写是动态的，随病人的健康状况变化进行填写。

2. 健康档案有两种建立方式。一是给每一户建立一本家庭健康档案；二是结合全科医疗服务的开展逐步把相关的家庭资料纳入个人健康档案，而不是单独建立家庭健康档案。如把家庭成员的基本资料、家系图、家庭生活周期评估、家庭指导建议等项目表格纳入个人健康档案，常能起到最佳的使用效果。

3. 健康档案的资料，可来自卫生行政部门、政府部门、公安部门和街道办事处等。其中一部分可以通过分析个人健康档案和家庭健康档案而得，也可来自社区调查和社区筛查，以及居民反映的情况等。

五、健康档案的作用

1. 健康档案可以为各级医生诊断和治疗提供参考依据 系统完整的健康档案可为全科医生提供病人全面的基础资料，是全科医生全面了解病人个体及其家庭问题、做出正确临床决策的重要基础。健康档案详细记录了个人和家庭的健康问题及相关的危险因素，一旦发病，省去了层层检查，特别是对患有慢性病的老年人尤为重要。医生通过健康档案能正确分析病情，采取正确的治疗措施，有效提高医疗服务质量。同时，健康档案也是医疗、教学、科研的重要参考资料。完整和系统的社区居民健康档案还可用于评价社区医生服务质量和技术水平，以及作为处理医疗责任事故的法律依据。

2. 建立健康档案有利于掌握居民健康问题 健康档案内容上体现了以个人为中心、家庭为单位、社区为基础的基本原则；在形式上，以问题为中心收集资料并进行诊疗的记录方式，充分体现了全科医学的各项原则，特别是生物-心理-社会医学思维方式，有利于全科医生分析掌握居民中健康问题的发生、发展规律和变异情况等流行病学特征，便于诊断和处理早期发现的问题，并及时总结和发现规律性疾病，提供以社区为范围的服务，促进社区健康发展。

3. 建立健康档案能有效地加强社区疾病控制工作 通过居民健康档案，社区卫生服务中心能够有针对性地对家庭或个人进行预防保健和营养卫生知识的指导，定期出诊。社区的全科医生还可根据居民不同的性别、年龄及健康状况等特点，举办关于妇幼保健、优生优育、中老年保健、营养学知识以及健身方法等方面的讲座，以促进居民建立健康生活方式，良好生活习惯，提高健康水平。

4. 建立健康档案为社区卫生事业资金投入提供信息 医疗机构通过对健康档案的

疾病分类和综合研究，了解社区患病人群的特点，研究影响人群健康的因素，调整医疗保险对社区预防保健的投入，促使医疗卫生服务从单纯治病逐步走向社区家庭的预防保健，降低医药费用。

六、电子健康档案

（一）电子健康档案的概念及发展现状

电子健康档案（Electronic Health Record　EHR）是人们在健康相关活动中直接形成的具有保存备查价值的电子化历史记录。它是存储于计算机系统之中，面向个人提供服务，具有安全保密性能的终身个人健康档案。电子健康档案全面、连续记录个人身体指标、体检指标、疾病史、用药史、手术史、过敏药物、家族史、吸烟史、饮酒史等的电子文档、图形信息记录。

2004 年，美国布什总统在致国会的国情咨文中指出："通过电子健康档案可以避免严重的医疗差错，降低医疗成本，提高医疗服务质量，促进健康信息在更大范围内共享。"2007 年，致力于卫生信息标准开发的国际组织 HL7 宣布电子健康档案系统功能（ANSF/HL7 EHR）获得美国国家标准局（ANSI）正式批准，成为世界上第一个关于电子健康档案的国家标准。美国、加拿大、澳大利亚和丹麦、荷兰等各国都在抓紧进行数字卫生建设，建立起国家级的电子健康档案系统。我国的电子健康档案相关研究起步较晚，2009 年 3 月党中央、国务院下发的《中共中央国务院关于深化医药卫生体制改革的意见》提出：以建立公民健康档案为重点，构建乡村和社区卫生信息网络平台。《医药卫生体制改革近期重点实施方案（2009—2011 年)》提出：从 2009 年开始，逐步在全国统一建立公民健康档案，并实施规范管理。在国家新医改方案的指导下，全国各地都在加快建立电子健康档案，推行区域卫生信息化建设。为统一电子健康档案的建立，实现医疗机构间的信息互联互通、健康信息共享，卫生部公布了《健康档案基本架构与数据标准（试行)》。

（二）电子病历与电子健康档案的区别

由于卫生信息的发展，现在很多医疗机构都实行了电子病历，电子病历又称电子医疗档案（Electronic Medical Record，EMR），也叫计算机化的病历系统。电子病历是采用计算机手段采集、加工、存储、传输和服务的数字化病人医疗记录。它反映了病人整个医疗过程，储存了病人全部的医疗信息，包括纸张病历的医嘱、病程记录、各种检查结果、影像资料、手术记录、护理信息等内容。

电子病历和电子健康档案的内涵并不相同，它们是同一套系统的不同发展阶段，电子病历是实现电子健康档案的基础，而电子病历在发挥出应有的功能时也必须依赖于电子健康档案。电子健康档案与电子病历有共同之处，都是有关健康的记录，理论上讲电子病历也是电子健康档案的一部分。但其侧重点不同，电子病历是记录病人在住院或就诊过程中产生的与治疗相关的完整信息，而电子健康档案则保存了个人终身与健康有关（包括疾病、健康、就诊、体检和运动等）的信息。此外，电子健康档案是电子健康管理和远程医学实现信息共享的桥梁。

电子健康档案经过 20 多年的发展，从以图像为基础的病历计算机存储发展到以数字化为特征的电子病历，21 世纪进入了以共享为基础的电子健康档案新阶段。国外学者将电子健康档案发展描述为 5 个水平："自动化病历、计算机病历系统、电子病历系统、电子个人档案系统、电子健康档案"，该描述大致归纳了电子健康档案的发展过程。

（三）实现电子健康档案的重要意义

卫生部陈竺部长在 2010 年全国卫生工作会议上明确要求："尽快制定全国卫生信息化建设规划纲要；加强信息标准化研究，完善数据标准和通讯标准体系，促进信息互认共享；抓好平台建设和连点成面工作，重点建设以居民电子健康档案为核心的区域卫生信息平台和以电子病历为基础的医院信息平台"。美国总统布什在 2004 年的国情咨文中将 10 年内为每个美国公民实现可共享的电子健康档案列为国家级的战略任务。

1. 可以节约医疗费用　美国医疗卫生信息与管理协会（Healthcare Information and Management Systems Society，HIMSS）的权威研究报告声称美国全国范围可共享的电子健康档案与区域卫生信息网络的实现，每年可节约 780 亿美元的医疗费用，占全国医疗卫生总费用的 4%。

2. 可以资源共享　居民的电子健康档案最终可以经过电子授权的医疗人员和个体在任何地点、任何时间获取，一方录入，多方使用，各种记录的标准化和数字化，实现医疗机构、病人/个人、卫生管理部门之间的信息共享，用来支持高质量的医疗服务。电子健康档案系统完全建立后，人们的健康信息将更简单、更快捷、更安全地被计算机管理，减少了物理资源的消耗，扩展了传播途径，提供了更系统的管理方式和查看方式，人们将更好地管理自己的健康。

3. 有利于提高卫生服务的管理　电子健康档案与区域卫生信息网络（Regional Health Information Network RHIN）在全世界范围内正在成为医疗卫生信息化的前沿阵地。区域卫生信息系统的核心任务就是为区域内的每个人实现可共享的电子健康档案。电子健康档案除了直接为临床医疗服务，然后是支持卫生管理、疾病控制、健康服务、资源分配、远程医疗等任务，有利于政府合理调配卫生资源，实现卫生服务的可及性和公平性。

4. 有助于支持"循证医疗"（Evidence-based Medicine），督促医生根据标准化治疗的科学方法和经验来治疗病人。此外，这些记录一旦能够实现数据共享，便可贯穿持续医护过程，横跨医疗服务机构，跨越地理位置，从而达到有效地控制医疗费用不合理的增长、减少医疗差错、提高医疗与服务质量的目的。

第四节　国家基本公共卫生服务

为促进基本公共卫生服务均等化，促进公共卫生制度的建设，我国实施国家基本公共卫生服务项目。经过实践和经验总结，卫生部颁布了《国家基本公共卫生服务规范（2011 年版）》。内容包括：城乡居民健康档案管理、健康教育、预防接种、0～6 岁儿童健康管理、孕产妇健康管理、老年人健康管理、高血压病人健康管理、2 型糖尿病病人健康管理、重性精神疾病病人管理、传染病及突发公共卫生事件报告和处理以及卫生监督协管服务共 11 项服务规范，每项服务规范中，分别对服务对象、内容、流程、要求、考核指标及服务记录表等做出了规定。

《国家基本公共卫生服务规范》既是基层医疗卫生机构为居民免费提供基本公共卫生服务的参考依据，也可作为各级卫生行政部门开展基本公共卫生服务绩效考核的依据。因"健康档案"有专节介绍，本节主要介绍另 10 项服务项目内容，详细内容请阅读《国家基本公共卫生服务规范》原文。

一、健康教育服务规范

(一) 健康教育服务内容

宣传普及《中国公民健康素养》，对青少年、妇女、老年人、残疾人、0～6 岁儿童家长、农民工等人群进行健康教育。

开展合理膳食、控制体重、适当运动、心理平衡、改善睡眠、限盐、控烟、限酒、控制药物依赖、戒毒等健康生活方式和可干预危险因素的健康教育。

开展高血压病、糖尿病、冠心病、哮喘、乳腺癌和宫颈癌、结核病、肝炎、艾滋病、流感、手足口病和狂犬病、布鲁菌病等重点疾病健康教育。

开展食品安全、职业卫生、放射卫生、环境卫生、饮水卫生、计划生育、学校卫生等公共卫生问题健康教育。

开展应对突发公共卫生事件应急处置、防灾减灾、家庭急救等健康教育。宣传普及医疗卫生法律法规及相关政策。

(二) 服务形式及要求

1. 提供健康教育资料　发放印刷资料，每个机构每年提供不少于 12 种内容的印刷资料，并及时更新补充，保障使用。播放多种多样音像资料，在正常应诊的时间内，在门诊候诊区、观察室、健教室等场所或宣传活动现场播放。每个机构每年播放音像资料不少于 6 种。

2. 设置健康教育宣传栏　乡镇卫生院和社区卫生服务中心宣传栏不少于 2 个，每个宣传栏的面积不少于 2 平方米，一般设置在机构的户外，或户内容易看到的明显位置。每 2 个月至少更换 1 次宣传栏内容。

3. 开展公众健康咨询活动　利用各种健康主题日或针对辖区重点健康问题，开展健康咨询活动并发放宣传资料。每年至少开展 9 次公众健康咨询活动。

4. 举办健康知识讲座　定期举办健康知识讲座，每个乡镇卫生院和社区卫生服务中心每月至少举办 1 次健康知识讲座。

5. 开展个体化健康教育　基层医务人员在提供门诊医疗、上门访视等医疗卫生服务时，要开展有针对性的个体化健康知识和健康技能的教育。

二、预防接种服务规范

(一) 服务对象

辖区内 0～6 岁儿童和其他重点人群。

（二）服务内容

1. 预防接种管理 及时为辖区内所有居住满 3 个月的 0～6 岁儿童建立预防接种证和预防接种卡等儿童预防接种档案。每半年对责任区内儿童的预防接种卡进行 1 次核查和整理。

2. 预防接种 根据国家免疫规划疫苗免疫程序，对适龄儿童进行常规接种。

3. 疑似预防接种异常反应处理 如发现疑似预防接种异常反应，接种人员应按照《全国疑似预防接种异常反应监测方案》的要求进行处理和报告。

三、健康管理规范

（一）0～6 岁儿童健康管理服务规范

1. 服务对象 辖区内居住的 0～6 岁儿童。

2. 服务内容

（1）新生儿家庭访视：新生儿出院后 1 周内，医务人员到新生儿家中进行，同时进行产后访视。了解出生时情况、预防接种情况，重点询问和观察喂养、睡眠、大小便、黄疸、脐部情况、口腔发育等。为新生儿测量体温、记录出生时体重、身长，进行体格检查，同时建立《0～6 岁儿童保健手册》。根据新生儿的具体情况，有针对性地对家长进行母乳喂养、护理和常见疾病预防指导。

（2）新生儿满月健康管理：新生儿满 28 天后，结合接种乙肝疫苗第二针，在乡镇卫生院、社区卫生服务中心进行随访。

（3）婴幼儿健康管理：满月后的随访服务均应在乡镇卫生院、社区卫生服务中心进行，偏远地区可在村卫生室、社区卫生服务站进行，时间分别在 3、6、8、12、18、24、30、36 月龄时，共 8 次。在婴幼儿 6～8、18、30 月龄时分别进行 1 次血常规检测。在 6、12、24、36 月龄时使用听性行为观察法分别进行 1 次听力筛查。

（4）学龄前儿童健康管理：为 4～6 岁儿童每年提供一次健康管理服务。散居儿童的健康管理服务应在乡镇卫生院、社区卫生服务中心进行，集体儿童可在托幼机构进行。

（5）健康问题处理：对健康管理中发现的有营养不良、贫血、单纯性肥胖等情况的儿童应当分析其原因，给出指导或转诊的建议。对口腔发育异常（唇腭裂、高腭弓、诞生牙）、龋齿、视力低常或听力异常儿童应及时转诊。

（二）孕产妇健康管理服务规范

1. 服务对象 辖区内居住的孕产妇。

2. 服务内容

（1）孕早期健康管理：孕 12 周前由孕妇居住地的乡镇卫生院、社区卫生服务中心建立《孕产妇保健手册》，并进行第 1 次产前随访。

对孕妇健康状况评估：开展孕早期保健指导，特别要强调避免致畸因素和疾病对胚胎的不良影响；进行产前筛查和产前诊断的宣传告知；填写第 1 次产前随访服务记录表；对具有妊娠危险因素和可能有妊娠禁忌证或严重并发症的孕妇，及时转诊，并在 2

周内随访。

（2）孕中期健康管理：孕 16～20 周、21～24 周各进行 1 次随访，对孕妇的健康状况和胎儿的生长发育情况进行评估和指导。

对孕妇健康状况进行评估。对未发现异常的孕妇，除进行孕期指导外，还进行产前筛查和产前诊断的宣传告知。对发现有异常的孕妇，要及时转诊。出现危急征象的孕妇，要立即转诊。

（3）孕晚期健康管理：督促孕产妇在孕 28～36 周、37～40 周去有助产资质的医疗卫生机构各进行 1 次随访。开展孕产妇自我监护方法、促进自然分娩、母乳喂养以及孕期并发症、合并症防治指导。对随访中发现的高危孕妇应根据就诊医疗卫生机构的建议督促其酌情增加随访次数。随访中若发现有意外情况，建议其及时转诊。

（4）产后访视：乡镇卫生院、村卫生室和社区卫生服务中心（站）在收到分娩医院转来的产妇分娩信息后，应于 3～7 天内到产妇家中进行产后访视，进行产褥期健康管理，加强母乳喂养和新生儿护理指导，同时进行新生儿访视。

对产妇进行产褥期保健指导，对母乳喂养困难、产后便秘、痔疮、会阴或腹部伤口等问题进行处理。发现有产褥感染、产后出血、子宫复旧不佳、妊娠合并症未恢复者以及产后抑郁等问题的产妇，应及时转至上级医疗卫生机构进一步检查、诊断和治疗。

通过观察、询问和检查了解新生儿的基本情况。

（5）产后 42 天健康检查：乡镇卫生院、社区卫生服务中心为正常产妇做产后健康检查，异常产妇到原分娩医疗卫生机构检查。对产妇应进行性保健、避孕、预防生殖道感染、纯母乳喂养 6 个月、婴幼儿营养等方面的指导。

（三）老年人健康管理服务规范

1. 服务对象　辖区内 65 岁及以上常住居民。

2. 服务内容　每年为老年人提供 1 次健康管理服务，包括生活方式和健康状况评估、体格检查、辅助检查和健康指导。

（1）生活方式和健康状况评估：通过问诊及老年人健康状态自评了解其基本健康状况、体育锻炼、饮食、吸烟、饮酒、慢性疾病常见症状、既往所患疾病、治疗及目前用药和生活自理能力等情况。

（2）体格检查：包括体温、脉搏、呼吸、血压、身高、体重、腰围、皮肤、浅表淋巴结、心脏、肺部、腹部等常规体格检查，并对口腔、视力、听力和运动功能等进行粗测判断。

（3）辅助检查：包括血常规、尿常规、肝功能（血清谷草转氨酶、血清谷丙转氨酶和总胆红素）、肾功能（血清肌酐和血尿素氮）、空腹血糖、血脂和心电图检测。

（4）健康指导：告知健康体检结果并进行相应健康指导。

对发现已确诊的原发性高血压病和 2 型糖尿病等病人应纳入相应的慢性病病人健康管理。对体检中发现有异常的老年人建议定期复查。

（四）高血压病人健康管理服务规范

1. 服务对象　辖区内 35 岁及以上原发性高血压病病人。

2. 服务内容

（1）筛查：对辖区内 35 岁及以上常住居民，每年在其第一次到乡镇卫生院、村卫生室、社区卫生服务中心（站）就诊时为其测量血压。对第一次发现收缩压≥140mmHg 和（或）舒张压≥90mmHg 的居民在去除可能引起血压升高的因素后预约其复查，非同日 3 次血压均高于正常，可初步诊断为高血压病。

（2）随访评估：对原发性高血压病病人，每年要提供至少 4 次面对面的随访。

测量血压并评估是否存在危急情况，如出现收缩压≥180mmHg 和（或）舒张压≥110mmHg；意识改变、剧烈头痛或头晕、恶心呕吐、视物模糊、眼痛、心悸、胸闷、喘憋不能平卧及处于妊娠期或哺乳期同时血压高于正常等危急情况之一，或存在不能处理的其他疾病时，须在处理后紧急转诊。

若不需紧急转诊，询问上次随访到此次随访期间的症状。

测量体重、心率，计算体质指数（BMI）。

询问病人疾病情况和生活方式，包括心脑血管疾病、糖尿病、吸烟、饮酒、运动、摄盐情况等。

了解病人服药情况。

（3）分类干预：对血压控制满意（收缩压＜140mmHg 且舒张压＜90mmHg）、无药物不良反应、无新发并发症或原有并发症无加重的病人，预约进行下一次随访时间。

对第一次出现血压控制不满意，即收缩压≥140mmHg 和（或）舒张压≥90mmHg，或出现药物不良反应的病人，结合其服药依从性，必要时增加现用药物剂量、更换或增加不同类的降压药物，2 周内随访。对连续两次出现血压控制不满意或药物不良反应难以控制以及出现新的并发症或原有并发症加重的病人，建议其转诊到上级医院，2 周内主动随访转诊情况。对所有的病人进行有针对性的健康教育，与病人一起制定生活方式改进目标并在下一次随访时评估进展。告诉病人出现哪些异常时应立即就诊。

（4）健康体检：对原发性高血压病病人，每年进行 1 次较全面的健康检查。

（五）2 型糖尿病病人健康管理服务规范

1. 服务对象　辖区内 35 岁及以上 2 型糖尿病病人。

2. 服务内容

（1）筛查：对工作中发现的 2 型糖尿病高危人群进行有针对性的健康教育，建议其每年至少测量 1 次空腹血糖，并接受医务人员的健康指导。

（2）随访评估：对确诊的 2 型糖尿病病人，每年提供 4 次免费空腹血糖检测，至少进行 4 次面对面随访。

测量空腹血糖和血压，并评估是否存在危急情况，如出现血糖≥16.7mmol/L 或血糖≤3.9mmol/L；收缩压≥180mmHg 和（或）舒张压≥110mmHg；有意识或行为改变、呼气有烂苹果样丙酮味、心悸、出汗、食欲减退、恶心、呕吐、多饮、多尿、腹痛、有深大呼吸、皮肤潮红、持续性心动过速（心率超过 100 次/分钟）、体温超过 39℃或有其他的突发异常情况，如视力突然骤降、妊娠期及哺乳期血糖高于正常等危险情况之一，或存在不能处理的其他疾病时，须在处理后紧急转诊。

若不需紧急转诊，询问上次随访到此次随访期间的症状。

测量体重，计算体质指数（BMI），检查足背动脉搏动。

询问病人疾病情况和生活方式，包括心脑血管疾病、吸烟、饮酒、运动、主食摄入情况等。

了解病人服药情况。

（3）分类干预：对血糖控制满意（空腹血糖值<7.0mmol/L），无药物不良反应、无新发并发症或原有并发症无加重的病人，预约进行下一次随访。

对第一次出现空腹血糖控制不满意（空腹血糖值≥7.0mmol/L）或药物不良反应的病人，结合其服药依从情况进行指导，必要时增加现有药物剂量、更换或增加不同类的降糖药物，2周内随访。对连续两次出现空腹血糖控制不满意或药物不良反应难以控制，以及出现新的并发症或原有并发症加重的病人，建议其转诊到上级医院，2周内主动随访转诊情况。对所有的病人进行针对性的健康教育，与病人一起制定生活方式改进目标并在下一次随访时评估进展。告诉病人出现哪些异常时应立即就诊。

（4）健康体检：对确诊的2型糖尿病病人，每年进行1次较全面的健康体检。

四、重性精神疾病病人管理服务规范

1. 服务对象　辖区内诊断明确、在家居住的重性精神疾病病人。

2. 服务内容

（1）病人信息管理：在将重性精神疾病病人纳入管理时，需由家属提供或直接转自原承担治疗任务的专业医疗卫生机构的疾病诊疗相关信息，同时为病人进行一次全面评估，并按照要求填写重性精神疾病病人个人信息补充表。

（2）随访评估：对应管理的重性精神疾病病人每年至少随访4次，每次随访应对病人进行危险性评估；检查病人的精神状况；询问病人的躯体疾病、社会功能情况、服药情况及各项实验室检查结果等。

（3）分类干预：根据病人的危险性分级、精神症状是否消失、自知力是否完全恢复，工作、社会功能是否恢复，以及病人是否存在药物不良反应或躯体疾病情况对病人进行分类干预。每次随访根据病人病情的控制情况，对病人及其家属进行有针对性的健康教育和生活技能训练等方面的康复指导，对家属提供心理支持和帮助。

（4）健康体检：在病人病情许可的情况下，征得监护人与病人本人同意后，每年进行1次健康检查，可与随访相结合。

五、传染病及突发公共卫生事件报告和处理服务规范

1. 服务对象　辖区内服务人口。

2. 服务内容

（1）传染病疫情和突发公共卫生事件风险管理：在疾病预防控制机构和其他专业机构指导下，乡镇卫生院、村卫生室和社区卫生服务中心（站）协助开展传染病疫情和突

发公共卫生事件风险排查、收集和提供风险信息，参与风险评估和应急预案制（修）订。

（2）传染病和突发公共卫生事件的发现、登记：首诊医生在诊疗过程中发现传染病病人及疑似病人后，按要求填写《中华人民共和国传染病报告卡》；如发现或怀疑为突发公共卫生事件时，按要求填写《突发公共卫生事件相关信息报告卡》。

（3）传染病和突发公共卫生事件相关信息报告：报告程序与方式：具备网络直报条件的机构，在规定时间内进行传染病和（或）突发公共卫生事件相关信息的网络直报；不具备网络直报条件的，按相关要求通过电话、传真等方式进行报告，同时向辖区县级疾病预防控制机构报送《传染病报告卡》和（或）《突发公共卫生事件相关信息报告卡》。

报告时限：发现甲类传染病和乙类传染病中的肺炭疽、传染性非典型肺炎、脊髓灰质炎、人感染高致病性禽流感病人或疑似病人，或发现其他传染病、不明原因疾病暴发和突发公共卫生事件相关信息时，应按有关要求于2小时内报告。发现其他乙、丙类传染病病人、疑似病人和规定报告的传染病病原携带者，应于24小时内报告。

订正报告和补报：发现报告错误，或报告病例转归或诊断情况发生变化时，应及时对《传染病报告卡》和（或）《突发公共卫生事件相关信息报告卡》等进行订正；对漏报的传染病病例和突发公共卫生事件，应及时进行补报。

（4）传染病和突发公共卫生事件的处理

病人医疗救治和管理：按照有关规范要求，对传染病病人、疑似病人采取隔离、医学观察等措施，对突发公共卫生事件伤者进行急救，及时转诊，书写医学记录及其他有关资料并妥善保管。

传染病密切接触者和健康危害暴露人员的管理：协助流行病学调查，做好疫点疫区处理，协助应急接种和预防性服药，开展辖区宣传教育。

（5）协助上级专业防治机构做好结核病和艾滋病病人的宣传、指导服务以及非住院病人的治疗管理工作，相关技术要求参照有关规定。

六、卫生监督协管服务规范

1. 服务对象　辖区内居民。

2. 服务内容

（1）食品安全信息报告：发现或怀疑有食物中毒、食源性疾病、食品污染等对人体健康造成危害或可能造成危害的线索和事件，及时报告卫生监督机构并协助调查。

（2）职业卫生咨询指导：在医疗服务过程中，发现从事接触或可能接触职业危害因素的服务对象，并对其开展针对性的职业病防治咨询、指导，对发现的可疑职业病病人向职业病诊断机构报告。

（3）饮用水卫生安全巡查：协助卫生监督机构对农村集中式供水、城市二次供水和学校供水进行巡查，协助开展饮用水水质抽检服务，发现异常情况及时报告；协助有关专业机构对供水单位从业人员开展业务培训。

（4）学校卫生服务：协助卫生监督机构定期对学校传染病防控开展巡访，发现问题隐患及时报告；指导学校设立卫生宣传栏，协助开展学生健康教育。协助有关专业机构对校医（保健教师）开展业务培训。

（5）非法行医和非法采供血信息报告：定期对辖区内非法行医、非法采供血开展巡访，发现相关信息及时向卫生监督机构报告。

第五节　国家基本药物制度

为规范我国基层用药，建立国家基本药物制度，根据《中共中央国务院关于深化医药卫生体制改革的意见》和《国务院关于印发医药卫生体制改革近期重点实施方案（2009—2011年）的通知》，卫生部、国家发展改革委、工业和信息化部、监察部、财政部、人力资源社会保障部、商务部、食品药品监管局、中医药局制定了《关于建立国家基本药物制度的实施意见》。卫生部先后还印发了《国家基本药物目录（2009年版)》、《国家基本药物目录管理办法（暂行)》等文件，有力地推进了国家基本药物制度建设的顶层设计和在基层医疗卫生机构的稳步实施。

一、国家基本药物制度

（一）基本药物的概念

20世纪70年代，世界卫生组织提出了"基本药物（Essential Medicines）"的理念，经历实践应用以后，于2002年更确切的定义为：指满足人群优先卫生保健需要，在任何时候有足够数量和适宜剂型，个人和社区能够承担其价格的药品。世界卫生组织制定了基本药物的遴选标准和程序，每2年更新一次基本药物示范目录（WHO Model List of Essential Medicines），至2011年已是第17版。为促进世界各国药物的公平可及安全有效和合理使用起到了广泛的指导作用，得到全球的认可。

在我国，基本药物是指适应基本医疗卫生需求，剂型适宜，价格合理，能够保障供应，公众可公平获得的药品。政府举办的基层医疗卫生机构全部配备和使用基本药物，其他各类医疗机构也必须按规定使用基本药物，以保证人民群众基本用药和切实减轻用药负担。

（二）基本药物制度主要内容

国家基本药物制度是国家对基本药物的遴选、生产、流通、使用、定价、报销、监测评价等环节实施有效管理的制度，是与我国公共卫生、医疗服务、医疗保障体系相衔接的。

建立基本药物制度，包含一系列相关制度建设，例如国家制定和发布基本药物目录，在保持数量相对稳定的基础上，实行国家基本药物目录动态调整管理；完善国家药品储备制度；加强基本药物购销合同管理；建立基本药物优先和合理使用制度；加强基本药物质量安全监管；加强基本药物制度绩效评估等。另外，在药品生产流通、产品质量、服务保障、招标投标、生产经营企业等方面也有相关规定。

基本药物制度还包括控制药品的价格和销售。国家制定基本药物全国零售指导价格；对政府举办的医疗卫生机构必须配备使用的基本药物，实行省级集中网上公开招标采购和零差率销售。此外，病人也可凭处方到零售药店购买基本药物。

二、国家基本药物目录

（一）基本药物目录的内容

国家基本药物目录是医疗机构配备使用药品的依据，目录包括两部分：基层医疗卫生机构配备使用部分和其他医疗机构配备使用部分。

国家基本药物目录——基层医疗卫生机构配备使用部分（2009 年版）包括化学药品和生物制品、中成药、中药饮片 3 部分。化学药品和生物制品主要依据临床药理学分类，共 205 个品种；中成药主要依据功能分类，共 102 个品种；中药饮片未列具体品种。药品名称采用中文通用名称和英文国际非专利药名称（International Nonproprietary Names，INN）中表达的化学成分的部分，剂型单列。中成药采用药品通用名称。

（二）基本药物目录管理办法

为规范基本药物的涵盖范围和遴选原则，建立遴选调整管理机制，国家专门制定了《国家基本药物目录管理办法》。

国家基本药物目录管理办法对基本药物的定义、分类、范围和应用作了界定；对基本药物目录遴选和调整的原则、范围、程序和工作方案做了规定；对不应纳入基本药物和已纳入但是应予以调出的同样作了规定，使基本药物遴选有章可循，动态管理。

三、国家基本药物处方集与临床应用指南

（一）处方集与临床应用指南主要内容

《国家基本药物处方集》分为总论和各论。总论介绍了药物作用、不良反应、药物应用原则，以及处方管理等内容。各论首先描述某类药物或个别品种在作用或应用方面的共性和特性，结合与该类药有关疾病关系密切的选药、用药、不良反应等问题进行了简明、重点地叙述。其次，对该类的药物品种分项论述，项目包括通用名称（中、英文）、药理学、适应证、禁忌证、不良反应、注意事项、药物相互作用、用法和用量、制剂和规格等，既有原则性的规范，又有实际的应用指导。

《国家基本药物临床应用指南》分为化学药品、生物制品和中成药两册，以基层常见病、多发病为重点，突出《国家基本药物目录》中收载的药品对基层常见病、多发病的药物治疗，主要提供了疾病概述、诊断要点、药物治疗、注意事项 4 个部分的内容，其中"药物治疗"部分对治疗疾病可供使用的基本药物的用法用量、疗程等作了详细的介绍。

（二）处方集与临床应用指南的意义

《国家基本药物处方集》和《国家基本药物临床应用指南》是为了指导和规范基层医务人员合理使用基本药物治疗基层常见病、多发病而编写的，对指导临床实践、促进安全用药、合理用药具有重要意义。既是帮助基层医务人员了解和形成科学规范的用药

观念，指导他们针对疾病选择基本药物，了解各类基本药物的药理作用、适应证、禁忌证、不良反应和注意事项等专业知识，同时也是引导病人正确用药的专家意见，是国家建立和实施基本药物制度的重要技术指南。

四、社区卫生服务药事管理

（一）医疗机构的药品管理

基层医疗机构药品的采购要依据国家基本药物制度的规定参与招标采购或由政府配送；必须建立和执行进货检查验收制度，验明合格证明及其他标识，对不合要求的，不得收货；制定和执行药品保管、销售、发放等制度，采取必要措施，保证药品的质量和安全；规定药剂人员调配处方必须核对，不得擅自更改处方等。

加强特殊药品的管理。特殊药品包括麻醉药品、精神药品、医疗用毒性药品和放射性药品。这些药品若使用不当，会对人体健康和社会造成严重危害。所以，国家对这些药品实行特殊管理，要严格执行。

（二）药品不良反应管理

药品不良反应（Adverse Drug Reaction）是指合格药品在正常用法用量下出现的与用药目的无关或意外的有害反应。依据我国《药品不良反应报告和检测管理办法》，国家实行药品不良反应报告制度。基层医疗机构应建立相关管理制度，负责本单位药品不良反应的收集、报告和管理工作。

（三）中药饮片管理

中药饮片的国家标准是指《中华人民共和国药典》、卫生部部颁标准和国家食品药品监督管理局局颁标准收载的药材及饮片标准。中药饮片的基本药物管理暂按国务院有关部门关于中药饮片定价、采购、配送、使用和基本医疗保险给付等政策规定执行。

学习小结

1. 学习内容

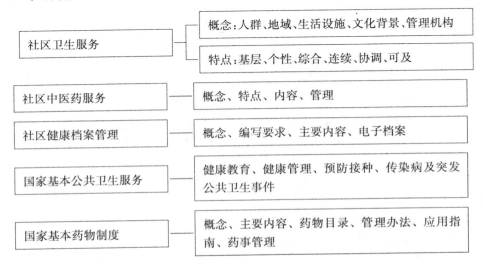

2. 学习方法

本章学习要结合新医改"重心下调、关口前移"的战略要求，关心当前医改的重点内容和热点问题，在条件允许的情况下，可通过到社区卫生服务机构的实习教学，加深对社区中医药服务的感性认识。

（张 敏 覃琥云）

复习思考题

1. 社区卫生服务的特点有哪些？
2. 社区中医药服务的主要内容是什么？
3. 国家基本公共卫生服务包括哪些内容？有何重要意义？
4. 什么是基本药物？国家基本药物制度的主要内容是什么？

第八章　社区常见健康问题的中医药认识与照顾

学习目的

通过本章的学习，了解全科医学对社区常见健康问题的认识，掌握社区常见健康问题的防治原则及管理方法，为临床实践奠定基础。

学习要点

社区常见健康问题的中医全科认识；亚健康、高血压病、糖尿病、脑血管病的诊断要点、防治原则、双向转诊指征；社区常见健康问题的管理流程及方法。

第一节　社区常见健康问题的中医全科认识

社区常见的健康问题以慢性病为主，开展社区卫生服务是实现慢性病防治的最佳途径，慢性病的防治工作应以健康教育和健康促进为主要手段，努力提高群众自我保健意识，从而达到预防与控制慢性病的最终目标。

中医全科医学认为，要解决社区的常见健康问题，必须以中医学的整体观念和辨证论治理论、以全科医学生理-心理-社会整体系统论为指导，进行预防、诊疗、养生、康复、健康教育等全方位的照顾。

一、社区的常见健康问题

社区常见的健康问题多处于早期未分化阶段，往往与心理、生理、社会等因素交互影响，多处于慢性病的稳定期，具有隐蔽性。社区常见的健康问题主要有慢性疾病和亚健康状态等。

（一）慢性病

1. 慢性病的定义　慢性疾病是指起病隐匿，病程长且病情迁延不愈的一类疾病，并不是特指某个疾病。社区中的慢性病主要是指以高血压病、冠心病、脑梗死、糖尿病、恶性肿瘤、慢性阻塞性肺部疾病和精神疾病等为代表的一组疾病。

2. 慢性病的特点　社区慢性病往往病程较长，病因复杂，健康损害和社会危害严重，并具有不可逆、并发症多、致残致死率高等特点。需要长期的预防、治疗、护理及特殊康复训练，一般无法彻底治愈，给个人和社会造成较大的经济负担。

3. 慢性病的病因　慢性病的病因多是由于不良的社会生活方式引起的，其中包括生物遗传因素、环境因素、生活行为因素和卫生服务因素。数据显示，吸烟、过量饮酒、不合理饮食、缺少体育锻炼、超重、精神紧张、环境污染等。其病因大致可分为三类：环境危险因素、行为危险因素和宿主危险因素。其发生与流行不是单个因素引起，往往是多个危险因素综合交互和协同作用的结果。

（1）不合理膳食：食物中脂肪过多、维生素缺乏、食物中纤维素的含量下降与慢性病的发生有直接关系。还有吸烟、饮酒，吸烟可以引起心脑血管病、肿瘤、慢性阻塞性肺病等很多慢性病；饮酒与很多癌症、肝脏疾患、心血管疾病有关。据报告，大量饮酒的人群中，肝癌的死亡率可增加 50％；在中度严重饮酒者中，高血压的患病率远高于正常人群；酗酒可以增加脑出血的危险性。

（2）肥胖与超重：肥胖与超重可以引起很多疾病，如冠心病、高血压病、脑卒中、糖尿病等。在超重者中，高血压病的患病率是正常体重者的 4 倍。在癌症中，与超重密切有关的为停经后的乳腺癌、子宫内膜癌、膀胱癌与肾癌。

（3）缺少体力活动：由于现代交通工具的不断更新、工作与生活条件的改善，人们体力活动的时间逐渐减少，强度日益减弱。缺乏体力活动是慢性病主要危险因素之一，体力活动减少可使人体超重、营养分布不均衡，导致冠心病、高血压病、脑卒中、糖尿病、癌症、骨质疏松、龋病等的发生。

（4）不良的心理社会因素：心理、精神和社会因素对慢性病发生也有很大影响。长期压抑和不满，过于强烈的忧郁、悲哀、恐惧、愤怒，遭受巨大心理打击而不能及时自拔等，可诱发癌症。

（5）遗传与体质因素：几乎所有慢性病的发生都有遗传、体质因素的参与，遗传是癌症、心脑血管病、糖尿病、慢性阻塞性肺病、精神疾病的重要危险因素。

（二）亚健康

1. 亚健康状态的定义　亚健康是指人体处于健康和疾病之间的一种状态。处于亚健康状态者，不能达到健康的标准，表现为一定时间内的活力降低、功能和适应能力减退的症状，但不符合现代医学有关疾病的临床或亚临床诊断标准。亚健康状态的表现是多种多样的，可分为躯体、心理、社会交往能力方面的不适。

2. 亚健康状态的特点　亚健康的人有多种异常的表现和体验，而通过常规的物理、化学检查方法不能检出阳性结果，难以做出疾病的诊断。某些疾病的临床前期表现，如已有心脑血管、呼吸系统、消化系统和某些代谢性疾病的症状，而尚未形成确凿的病理改变，在医学上不能定义为疾病的状态；一时难以明确临床病理意义的"症"，如疲劳综合征、神经衰弱、忧郁症、更年期综合征等；又如某些重病、慢性病已临床治愈进入恢复期，而表现为虚弱及种种不适；衰老引起的结构老化与生理功能减退所出现的虚弱症状。

3. 亚健康状态的病因　亚健康状态是由于心理、生理、社会三方面因素导致机体的神经系统、内分泌系统、免疫系统整体协调失衡、功能紊乱而致。

（1）心理因素：精神与心理因素对亚健康的发病起重要作用，随着现代科学技术的发展，生活节奏加快，心理压力增加，当心理压力超出人的承受能力时，心理脆弱的人会产生一系列不适症状。如易怒、易激动、焦虑、烦躁、头晕、头痛、失眠、多梦、记忆力减退、精神不振等。

（2）生理因素：由于生活不规律、熬夜、吸烟、饮酒、高热量高脂肪饮食、缺乏运动，导致人体各系统的生理功能紊乱、衰退、综合体能下降，导致脏腑功能状态失调，出现各种系统的症状。如神经系统出现头晕、头痛、失眠、多梦、记忆力减退、精神不振等；循环系统出现心悸、胸闷、胸部隐痛、临界高血压等；消化系统表现有食欲不振、胃部隐痛、腹部胀满、消化不良、便秘等症状；呼吸系统呈现憋气、气短、喉部干涩或有堵塞感等症状；或出现代谢、感官、免疫、运动问题，如体重超标、肥胖或偏瘦、无汗或自汗、耳鸣、听力减退、眼干涩、酸胀、免疫力降低、易感冒、肌肉酸痛、精神不振，体力"透支"。

（3）社会因素：日益加剧的生存压力，使得人的生存发展与社会压力之间的系统平衡出现失调。当这种压力超出了人的承受能力时，可导致亚健康甚至疾病。这种亚健康状态表现为社会适应能力下降、人际关系不协调、家庭关系不和睦等。

二、中医对常见健康问题的认识

中医学理论认为阴阳平衡为健康。人体的阴气平顺，阳气固守，两者互相调节，维持相对平衡，人体达到健康状态。当人体在某种致病因素作用下，生理活动异常，气血阴阳平衡协调关系被破坏，导致"阴阳失调"，且人体无法整合恢复时，可出现亚健康状态。平衡失调进一步加剧，则发展为某种疾病。这种从平衡到失衡的变化，是一个由健康到不健康的动态过程，亚健康状态就是这个过程中的一个阶段。

（一）社区常见健康问题的病因

中医学认为，自然界气候变化、地域方土失宜、情志失调、饮食劳倦等都属于致病因素，并认为致病因素作用于人体所伤五脏及其所属，临床证候表现皆是以整体联系为基础的。如情志活动归属五脏而称五志，情志过用则会伤及五脏，如"怒伤肝"、"喜伤心"、"悲伤肺"、"思伤脾"、"恐伤肾"。又因心主神明，为"五脏六腑之大主，精神之所舍"，故情志所伤，虽五脏各有所属，但是总关乎于心。

（二）社区常见健康问题的病机

1. 阴阳失调　阴阳平衡的调节能力下降，出现阴阳失调，或阳虚阴盛、或阴虚阳亢、或阴阳两虚等。如长期四肢发凉，畏寒怕冷，经常感冒，不敢纳凉饮冷，大便稀溏等，是阳虚阴盛的表现，可用温热性的食物或药物进行调理。

2. 气机失常　气机升降出入失常，能影响脏腑、经络、气血、阴阳等各方面的功能活动，从而产生多种健康问题。气机失常多与肝脏相关，肝主疏泄，主要包括调情志、畅气血，促进胆汁分泌、排泄以助脾胃运化。凡肝的气机失常，引发一系列亚健康状态，如肝经本身的症状：胁胀、口苦、嗳气等；消化系统症状：腹胀、纳呆、恶心等；精神系统症状：烦躁易怒或精神抑郁等。

3. 脏腑气血失调　脏腑气血是各脏腑生理活动的物质基础，脏腑气血紊乱或虚衰，也会引发各种亚健康状态。如心气不足，会出现心悸气短、神疲乏力、不耐疲劳等。

（三）社区常见健康问题的防治

1. 防治原则　重视预防，"未病先防，既病防变、愈后防复"，既是中医"治未病"

的重要内容，又是中医药在社区健康照顾中的重要原则。

2. 防治措施　慢性病的预防重于治疗，普及健康知识是关键中的关键。要改善生活方式、消除不利于心理和身体健康的行为和习惯，达到预防和控制慢性病发病的危险。针对个体存在的可控制的危险因素，指导其采取相应的健康措施，包括改善生活方式、消除不利于心理和身体健康的行为和习惯等，以预防和控制慢病的发病危险。如提出有针对性的建议：合理膳食，减少饱和脂肪的摄入，每日每人钠盐摄入量不超过 6 克，多吃新鲜水果蔬菜，限制酒精的摄入量，避免高度和烈性酒，适量运动，循序渐进控制体重，鼓励参加各种活动来进行自我调节和放松心情，获得病人的认同，提高参与程度，实行自我管理等。

第二节　社区中医药服务的常用适宜技术

社区中医药服务常用的适宜技术主要是指针灸、推拿、拔罐、贴敷等，这些治疗技术，既能体现中医药简、便、廉、验的治疗特色，又是社区受欢迎的、群众易接受的。

一、针　　灸

（一）针灸的作用特点

针灸是通过针刺、艾灸等方法刺激体表经络腧穴，以疏通经气，调节人体脏腑功能，从而达到防病治病目的的一门学科。

针灸具有调和阴阳、扶正祛邪、疏通经络的作用。具有适应证广、应用方便、较为经济安全、对很多疾病疗效显著等优点，已经成为世界上许多国家医疗手段的组成部分之一。

（二）社区常见病针灸

1. 坐骨神经痛　本病以腰或臀、大腿后侧、小腿后外侧及足外侧出现放射性、电击样、烧灼样疼痛为主症。

治则：疏经通络、行气止痛。以足太阳、足少阳经脉为主。

处方：①足太阳经型：秩边、承扶、殷门、委中、承山、昆仑。②足少阳经型：环跳、风市、膝阳关、阳陵、悬钟、足临泣。

加减：有腰骶部疼痛者，加肾俞、大肠俞、腰阳关、腰夹脊、阿是穴疏调腰部经络之气；与天气变化有关者，加灸大椎、阿是穴温经止痛；气滞血瘀者，加膈俞、合谷、太冲化瘀止痛。

操作：毫针刺，用泻法。以沿腰腿部足太阳、足少阳经向下放射感为度，不宜多次重复。

2. 虚脱　虚脱是临床危急证候，以面色苍白、冷汗淋漓、四肢逆冷、烦躁不安或神情淡漠，甚则昏迷、二便失禁、脉微欲绝为主要特征。常见于西医学各种原因引起的休克病症中。本病属于中医"脱证"范畴，是以亡阴、亡阳为主要表现的一种病症。为阴阳气血严重耗损，机体正气严重亏损的综合反映。是全科医师紧急处理后转诊的对象。

治则：回阳固脱、调节阴阳。取任脉、督脉经穴为主。

处方：神阙、关元、百会。

操作：神阙隔盐灸；关元、气海、大椎、百会以灸为主。

3. 面瘫　本病以口角歪斜为主要特点。常在睡眠醒来时，发现一侧面部肌肉板滞、麻木、瘫痪，额纹消失，眼裂变大，露睛流泪，鼻唇沟变浅，口角下垂歪向健侧，病侧不能皱眉、蹙额、闭目、露齿、鼓腮；部分病人初起时有耳后疼痛，还可出现患侧舌前2/3味觉减退或消失，听觉过敏等症。

治则：活血通络、疏调经筋。以手足阳明经、手少阳三焦经及局部取穴为主。

处方：阳白、四白、颧髎、颊车、地仓、翳风、合谷、风池。

加减：抬眉困难加攒竹；人中沟歪斜加水沟；鼻唇沟浅加迎香；恢复期加足三里。

操作：面部腧穴均行平补平泻法，恢复期可加灸法；在急性期，面部穴位手法不宜过重，肢体远端的腧穴行泻法且手法宜重；在恢复期，合谷行平补平泻法，足三里施行补法。

4. 带状疱疹　本病由感受风火或湿毒之邪引起，发病前常伴有轻度发热、疲倦乏力、食欲不振、全身不适等症状，亦可不发生前驱症状而直接出现皮疹。皮疹多排列成带状，出现于身体的某一侧，好发于肋间神经、颈神经、三叉神经及腰神经分布区域。神经痛为本病的特征之一，但疼痛程度不一，且与皮疹严重程度无一定的关系，通常儿童及青年疼痛较轻，病程也较短。

治则：清热利湿、活血通络。取局部穴位为主。

处方：皮损局部　夹脊穴

加减：肝经郁热加外关、太冲；脾经湿热加阴陵泉、三阴交、血海。

操作：刺络拔罐。皮损局部围刺、毫针或三棱针点刺加拔罐。

5. 痛经　痛经是指在经期或经行前后，出现周期性小腹疼痛，或痛引腰骶，甚则剧痛晕厥为主要临床表现的月经病，临床以青年妇女较为多见。

治则：调气和血止痛。取任脉、足厥阴肝经为主。

处方：关元、三阴交、太冲。

加减：气血瘀滞加合谷、次髎；气血不足加血海、脾俞、足三里。

操作：针灸并用。非发作期也可用艾炷隔姜灸。月经来潮前3天开始治疗。

二、推　　拿

(一) 推拿的作用原理

推拿是通过手法作用于人体体表的特定部位，以调节机体达到治疗效果的一种治疗方法，其作用原理如下。

1. 活血散瘀，消肿止痛　推拿对于伤筋病症有良好的疗效，通过推拿手法可以行气活血，舒筋通络，从而达到消肿止痛的作用。

2. 理筋整复，松解粘连　运用推拿手法可以通过力学的直接作用来纠正筋出槽、骨错缝，使得脱位的关节整复，撕裂的软组织对位，滑脱的肌腱理顺，破裂突出的纤维环还纳等纠正解剖位置的异常，从而达到理筋整复的目的。

3. 疏筋通络，解除痉挛　通过推拿手法强迫伸展有关的关节，牵拉紧张痉挛的肌束从而使紧张或痉挛的肌肉充分拉长，进而解除其紧张痉挛，并且通过对压痛点的治疗，可以提高局部组织痛阈、改善因创伤性炎症所造成的软组织粘连、纤维化、瘢痕化等病理变化，从而消除了肌紧张的病理基础，以达到标本兼治的作用。

4. 调理脏腑，平衡阴阳　通过推拿来作用于体表的相应部位，即可通过经络而发挥其调整脏腑功能的作用，使脏腑阴阳达到平衡。

（二）社区常见病推拿

1. 慢性腰肌劳损　主要是指腰骶部肌肉、筋膜等软组织慢性损伤。有长期腰痛史，反复发作。腰骶部一侧或两侧酸痛不舒，时轻时重，缠绵不愈。根据劳损的不同部位，可有较广泛的压痛，压痛一般不甚明显。酸痛在劳累后加剧，休息后减轻，并与气候变化有关。腰腿活动一般无明显障碍，但活动时有牵制不适感。在急性发作时，各种症状均显著加重，并可有肌痉挛，腰脊柱侧弯，下肢牵制作痛等症状出现。兼受风湿者，患部喜热怕冷。局部皮肤粗糙或感觉较迟钝。

取穴：肾俞、腰阳关、大肠俞、八髎、秩边、委中、承山及腰臀部。

手法：擦、按、揉、点压、弹拨、擦及被动运动。

操作方法：

（1）病人俯卧位，医者站于一侧，先用擦、按、揉法沿两侧膀胱经由上而下往返施术3～5遍，用力由轻到重；然后用双手拇指按揉肾俞、腰阳关、大肠俞、八髎等穴，以酸胀为度；点压、弹拨手法施术于痛点及肌痉挛处，反复3～5遍；并配合腰部后伸被动运动数次。

（2）病人仰卧位，双下肢主动屈曲。医者立其侧，一前臂横架于病人两下肢的膝盖下方，并使手扶住病人下肢外侧作固定，另一手握小腿远端，左右旋转摇动骨盆和腰骶关5～10次。病人侧卧，以患侧在上为例，患侧腿屈曲，肩稍向后仰，健侧腿伸直，令病人肌肉放松。医者站病人对面，一手拿病人肩部，另一手臂压髂前上棘处，前后摇动，幅度由小到大，一般可摇晃3～5分钟左右。

（3）病人俯卧位，医者先用擦、揉法在腰臀及大腿后外侧依次施术，往返3～5遍，并点按秩边、委中、承山等穴，然后用小鱼际直擦腰背两侧膀胱经，横擦腰骶部，以透热为度，最后用五指并拢，腕部放松，有节律地叩打腰背及下肢膀胱经部位，用力由轻到重，以病人能忍受为度。

2. 失眠　失眠是指经常不能获得正常的睡眠而言。轻者入眠困难，或眠而不酣，时寐时醒，醒后不能再寐，严重者可整夜不眠。本证常兼见头痛、头晕、心悸、健忘等症。

（1）头面及颈肩部操作

取穴：印堂、神庭、睛明、攒竹、太阳、角孙、风池、肩井等穴。

手法：一指禅推法、揉法、抹法、按法、扫散法、拿法。

操作：先用一指禅推法或揉法，从印堂开始向上至神庭，往返 5～6 次。再从印堂向两侧沿眉弓至太阳穴往返 5～6 次，然后用一指禅推法沿眼眶周围治疗，往返 3～4 次。再从印堂沿鼻两侧向下经迎香沿颧骨，至两耳前，往返 2～3 次。治疗过程中以印堂、神庭、睛明、攒竹、太阳为重点；沿上述治疗部位用双手抹法治疗，往返 5～6 次，抹时配合按睛明、鱼腰，用扫散法在头两侧胆经循行部位治疗，配合按角孙；从头顶开始用五指拿法，到枕骨下部转用三指拿法，配合按、拿两侧肩井。时间约 10 分钟。

（2）腹部操作：

取穴：中脘、气海、关元。

手法：摩法、按法、揉法。

操作：顺时针方向摩腹，同时配合按揉中脘、气海、关元，时间约 6 分钟。

（3）背部操作：

取穴：心俞、肝俞、胃俞、小肠俞、肾俞、八髎。

手法：擦法、按法、揉法。

操作：按、揉心俞、肝俞、胃俞、小肠俞、足三里。每穴约 1 分钟。横擦肾俞、命门、骶部八髎穴，以透热为度，再直擦背部督脉，以透热为度。

3. 头痛　头痛是一个自觉症状，引起头痛的病因可归纳为外感和内伤两类。外感中有风寒头痛、风热头痛、暑湿头痛；内伤中有肝阳头痛、痰浊头痛、血虚头痛、肾亏头痛和血瘀头痛。临床上外感头痛以风寒为多见；内伤头痛以肝阳为多见。推拿除了对颅内疾病中的脑脓肿、脑血管疾病急性期、颅内占位性疾病、脑挫裂伤、外伤性颅内血肿等不宜治疗外，对其他疾病引起的头痛，一般均能缓解症状，其中尤以对偏头痛、肌收缩性头痛、感冒头痛及高血压头痛疗效更为显著。

（1）颈项部操作：

取穴：风池、风府、天柱及项部两侧膀胱经。

手法：一指禅推法、拿法、按法。

操作：病人坐势。用一指禅推法沿项部两侧膀胱经上下往返治疗 3～4 分钟，然后按风池、风府、天柱等穴。再拿两侧风池，沿项部两侧膀胱经自上而下操作 4～5 遍。

（2）头面部操作：

取穴：印堂、头维、太阳、鱼腰、百会等穴及前额部。

手法：一指禅推法、揉法、按法、拿法。

操作：病人坐势。用一指禅推法从印堂开始，向上沿前额发际至头维、太阳，往返 3～4 遍，配合按印堂、鱼腰、太阳、百会等穴，然后用五指拿法从头顶拿至风池，改用三指拿法，沿膀胱经拿至大椎两侧，往返 4～5 次。

4. 胃脘痛　胃脘痛是一种以上腹部经常发生疼痛为主症的消化道病证。临床上分病邪阻滞和脏腑失调两类。病邪阻滞者多为急性疼痛；脏腑失调者多为慢性疼痛。病邪阻滞者治疗较易收效。

（1）胃脘部操作：

取穴：中脘、气海、天枢、足三里。

手法：摩、按、揉、一指禅推法。

操作：病人仰卧位。医者坐于病人右侧，先用轻快的一指禅推法、摩法在胃脘部治疗，使热量渗透于胃腑，然后按、揉中脘、气海、天枢等穴，同时配合按揉足三里。时间 10 分钟。

（2）背部操作：

取穴：以背部脊柱两旁沿膀胱经顺序而下，至三焦俞，重点在肝俞、脾俞、胃俞、三焦俞。

手法：一指禅推法、按、揉法。

操作：病人俯卧位。用一指禅推法，从背部脊柱两旁沿膀胱经顺序而下至三焦俞，往返 4～5 次，然后用较重的按、揉法于肝俞、脾俞、胃俞、三焦俞。时间约 5 分钟。

（3）肩臂及胁部操作：

取穴：肩井、手三里、内关、合谷及两胁部。

手法：拿、搓、按、抹。

操作：病人取坐势，拿肩井循臂肘而下，在手三里、内关、合谷等穴做较强的刺激。然后搓肩臂使经络通畅，再搓抹其两胁，由上而下往返数次。

5. 便秘　便秘是指大便秘结不通，排便时间延长，或虽有便意，而排便困难。一般表现为大便干燥，排便困难，经常三、五日或七八日才大便一次；有部分病人，大便次数正常，但粪质干燥，坚硬难排；或少数病人，时有便意，大便并不干燥，但排出艰难。便秘日久，常可引发其他症状，部分病人，由于腑气不通，浊气不降，可引起腹胀，甚至腹痛，头晕头胀，食欲减退，睡眠不安等症。长期便秘，会引起痔疮、肛裂。

（1）腹部操作：

取穴：中脘、天枢、大横、关元。

手法：一指禅推法、摩法。

操作：以轻快的一指禅推法在中脘、天枢、大横治疗，每穴约 1 分钟。然后以顺时针方向摩腹约 8 分钟。

（2）背部操作：

取穴：肝俞、脾俞、肾俞、大肠俞、八髎、长强。

手法：一指禅推法、摩法。

操作：用轻快的一指禅推法或擦法沿脊柱两侧从肝俞、脾俞到八髎往返治疗，时间约 5 分钟。然后用轻柔的按、揉在肾俞、大肠俞、八髎、长强治疗，往返 2～3 遍。

6. 落枕　落枕又称失枕，多数病人是由睡眠姿势不当，枕头过高或过低，头部滑落于枕下，使颈部斜向一侧而得名。多数病人早晨起床后，即感颈部疼痛强硬不适，活动受限，并且颈痛加重，头多歪向一侧。主要表现为颈项强迫体位，呈僵硬状态，颈部活动受限往往局限于某个方位，不能做点头、仰头、转头活动，转头时常于上身同时转动，以腰部代偿颈部旋转活动，疼痛可向肩背部放射。病患处肌肉挛缩明显伴压痛，个别病人压痛部位可摸到条索状，有明显的压痛点，压痛点可出现在肌肉起止点，颈部前屈或向健侧旋转可牵拉受损肌肉加重疼痛。

取穴：列缺、后溪、风池、肩井、阿是穴。

手法：滚法、指揉法、拿法、弹拨法。

操作：

（1）病人取坐位，医生立于其后侧或患侧。颈项疼痛较甚者，可先指揉列缺、后溪诸穴。在远端穴位做指揉法的同时，可嘱病人头部自主地向各个方向做缓缓地活动约1～2分钟。

（2）在颈项疼痛周围用轻滚法，逐步向主痛部位移动，待病人病痛稍有缓解后，一手继续施以滚法，而另一手要扶住病人的前额、下颌或头部缓缓地做颈部前屈、后伸、左右侧屈和左右旋转的被动运动，约5分钟。

（3）继以上体位指揉风池、肩井、阿是诸穴，尤其是阿是穴在指揉时要轻重交替，同样要配合颈部的各项被动运动，约5分钟。指揉法和滚法可交替应用。

（4）当颈痛有所减轻，活动功能有所改善的基础上，可对有痉挛的肌肉施以弹拨法，力量由轻到重，幅度由小到大，要因人而施，在病人能忍受的情况下对痉挛的肌肉弹拨3～5次；而后再局部施鱼际揉法以缓解手法之痛。

三、其 他

（一）拔罐

拔罐法，或称吸筒疗法，古称角法，是一种以罐为工具，以热力排除罐内空气，造成负压，使之吸附于腧穴或应拔部位的体表，造成皮肤充血、瘀血现象的方法。最初多用火来吸拔，故民间多称打火罐。可分为闪罐、留罐和走罐法。

拔罐具有通经活络、祛邪止痛等作用，适用于各种急慢性软组织损伤、风湿痛、感冒、咳嗽、腰背痛、痛经、胃脘痛、疡初期未溃时，以及局部皮肤麻木或功能减退等病症。

如治疗感冒轻症，可在背部膀胱经第一侧线从上往下，先用闪罐法，再用走罐法治疗。

（二）三棱针

三棱针古称锋针，是一种用不锈钢制成，针长约6厘米左右，针柄稍粗呈圆柱形，针身呈三棱状，尖端三面有刃，针尖锋利的针具。用三棱针刺破人体的一定部位，放出少量血液，达到治疗疾病目的的方法，叫三棱针法。

三棱针放血疗法具有通经活络、开窍泻热、消肿止痛等作用。其适应范围较为广泛，凡各种实证、热证、瘀血、疼痛等均可应用。较常用于某些急症和慢性病，如昏厥、高热、中暑、中风闭证、咽喉肿痛、目赤肿痛、顽癣、疔疮初起、扭挫伤、痹证、痔疮、顽痹、头痛、丹毒指（趾）麻木等。

如治咽喉肿痛，选穴：少商 商阳。操作：三棱针点刺出血。初起每日1～2次，后期每日或隔日1次。

（三）刮痧

刮痧是指应用光滑的硬物器具如牛角、砭石、陶瓷、玉石等或用手指，在人体表面特定部位反复进行刮、挤、揪、捏、刺等物理刺激，造成皮肤表面出痧，以防治疾病的方法。刮痧之前，为了防止划破皮肤，需要在皮肤表面涂一层润滑剂。

刮痧疗法具有解表祛邪、开窍醒脑、调畅气血、清热解毒、疏经活络、行气止痛、运脾和胃、化浊去湿、急救复苏等功效。对感冒、发热、头痛、中暑、哮喘、心绞痛、颈椎病、高血压、神经性头痛、肩周炎、坐骨神经痛、乳腺增生、小儿消化不良等许多疾病具有防治作用。

肩关节周围炎的刮痧：

（1）刮肩上部：从后发际两侧凹陷处的风池穴向肩井穴、肩髃穴方向刮拭，每侧刮拭 20～30 次为宜。风池穴、肩井穴可采用点压法、按揉法。

（2）刮肩胛内侧：从后发际天柱穴向大杼穴、膈俞穴方向刮拭（膀胱经）。每侧从颈上一直刮至肩胛内侧膈俞穴以下，宜用直线刮法、重手法刮拭，每侧刮拭 20～30 次为宜。切忌不可由上向下刮，以免伤及肩胛冈上的皮肤。

（3）刮肩后部：先用直线轻刮法由内向外刮拭肩胛冈上下，然后用弧线刮法刮拭肩关节后缘的腋后线，每一部位刮拭 20～30 次为宜。臑俞、肩贞穴点压按揉。

（4）刮肩前部：采用弧线刮法刮拭腋前线，每侧从上向下刮拭 20～30 次为宜。

（5）刮肩外侧：术者一手握住病人前臂手腕处，使上肢外展 45°，刮拭肩关节外侧的三角肌正中及两侧缘，用重刮法、直线刮法刮拭，每侧刮拭 10～20 次为宜。锁骨头及肩前端要轻柔，避免损伤。

（6）刮前臂：刮三角肌的时候，向下延伸到肘关节以远，经过曲池、手三里和尺泽等处刮 10～20 次。刮后向上逐渐抬高，并使前臂背伸，检查肩关节因粘连所引起的痛点，在痛点处加强刮痧，以提高效果。

（四）穴位贴敷

穴位贴敷法是指在一定的穴位上贴敷药物，通过药物和穴位的共同作用以治疗疾病的一种外治方法。根据药物性质、贴敷部位、时机等，又有"天灸"、"敷脐疗法"、"三伏灸"等的不同。

穴位贴敷法适应证广，既可治疗某些慢性病，又可治疗一些急性病证。治疗病症主要有：感冒、咳嗽、哮喘、不寐、胃脘痛、泄泻、呕吐、便秘、食积、胁痛、头痛、眩晕、面瘫、腰腿痛、遗精、阳痿、月经不调、痛经、子宫脱垂、乳痈、乳核、疮疡肿毒、喉痹、牙痛、口疮、疟疾、关节肿痛、跌打损伤、小儿夜啼、厌食、遗尿、流涎等。此外，还可用于防病保健。

目前研究比较深入的是冬病夏治穴位贴敷，又称"三伏灸"、"三伏贴"。此疗法源于中医学"春夏养阳，秋冬养阴，以从其根"的思想。药物组成以白芥子、延胡索、甘遂、细辛、生姜作为基本处方。主治上，中国针灸学会和中国中医科学院组织牵头的国家"十一五"科技支撑计划《冬病夏治穴位贴敷操作规范研究》课题组重点推荐：①慢性咳嗽、慢性支气管炎、支气管哮喘、慢性阻塞性肺病；②变应性鼻炎、慢性鼻窦炎、慢性咽喉炎；③小儿体虚易感冒者，反复呼吸道感染者。近年也有专家探索将其用于骨关节炎等疾病。

第三节　社区常见健康问题的中医药照顾

一、亚　健　康

(一)亚健康的识别

亚健康状态的人群易疲劳、体能下降、社会适应能力减退、精神状态不佳、各种身体不适症状等均可持续或间断出现。亚健康状态的表现是多种多样的，可分为躯体、心理、社会交往能力方面的不适。①躯体症状，表现有疲乏无力、肌肉及关节酸痛、头昏头痛、心悸胸闷、睡眠紊乱、食欲不振、脘腹不适、便溏便秘、性功能减退、怕冷怕热、易于感冒、眼部干涩等；②心理症状，表现为情绪低落、心烦意乱、焦躁不安、急躁易怒、恐惧胆怯、记忆力下降、注意力不能集中、精力不足、反应迟钝等；③人际关系不协调，表现为人际交往频率减低，或人际关系紧张等社会适应能力的下降；不能较好地承担相应的社会角色，工作、学习困难，不能正常地处理好人际关系、家庭关系，难以进行正常的社会交往等。

上述 3 条中的任何一条持续发作 3 个月以上，并且经系统检查排除可能导致上述表现的疾病者，目前可分别被判断为处于躯体亚健康、心理亚健康、社会交往亚健康状态。

(二)亚健康的预防

预防工作是社区全科医生工作的重点。预防亚健康的发生有以下几方面措施。

1. 保持良好的心理状态　亚健康多由过度紧张和压力过大造成，各种诱发因素引起脑应激疲劳和认知功能下降、生物节律受到破坏、睡眠质量下降、免疫功能下降，导致疾病的发生机会增加，因此要正确地看待压力，学会放松，调节心理，维护心理平衡，让自我从紧张疲劳中解脱出来；树立切实可行的目标，防止由于自我期望值过高无法实现而导致心理压力。

2. 改变不良生活方式　高盐、高脂和高热量饮食，大量吸烟和饮酒及久坐不运动均是造成亚健康的常见原因。因此，应保证营养均衡，合理膳食，戒烟限酒，控制能量摄入，荤素搭配合理，加强膳食纤维的摄入，保持大便通畅，适量运动，培养兴趣爱好，增加户外活动，保证充足的睡眠。

3. 适当休息　感到疲劳时，要适当休息，充分放松，远离环境污染。

(三)亚健康的中医防治

1. 亚健康的中医保健　根据中医学理论，亚健康状态的发生是由于先天不足、劳逸失度、起居失常、饮食不当、情志不遂、居处不慎、年老体衰等因素，引起机体阴阳、气血、脏腑、营卫的不平衡现象，可以应用中医学"治未病"的理论指导亚健康的中医药干预。

亚健康者以中医理论为指导进行辨证调摄，可采取以下保健措施。

(1)推拿治疗：推拿是根据整体观念和辨证施治原则，运用一系列特定手法作用于人体相应穴位或部位，刺激经络和腧穴，通过经络、腧穴的调节作用以促使人体气血流通，调整机体的生理功能，从而增强人体的抗病能力，达到防治亚健康状态的目的。

（2）太极拳：为低强度持续性运动，可扩张周围血管，给心脏以温和的锻炼。

（3）运动干预：运动可以活动肌肉、筋骨、关节，能疏通经络、振奋阳气、畅行气血、增强体质。适量运动是缓解紧张压力，预防和消除疲劳的重要手段，并使人心情舒畅，长期运动可促进新陈代谢，增强体质，是预防亚健康的有效方法之一。

（4）心理疏导与行为指导：对于存有精神心理不适，或社会交往困难的亚健康者，可根据具体情况给予心理疏导或认知行为方面的指导。

2. 亚健康的辨证论治　根据中华中医药学会发布的《亚健康中医临床指南》，亚健康可辨证分为八型论治。

（1）肝气郁结证

证候：胸胁满闷，喜太息，周身窜痛不适，时发时止，情绪低落和（或）急躁易怒，咽喉部异物感，月经不调，痛经，舌苔薄白，脉弦。

治法：疏肝解郁。

方药：柴胡疏肝散加减。柴胡、白芍、川芎、香附、陈皮、炒枳壳、炙甘草。

加减：易激动，失眠，健忘加夜交藤、酸枣仁、珍珠母；便秘加火麻仁；腹泻加诃子、苍术；恶心呕吐加姜汁、竹茹、旋覆花、藿香；纳差加焦三仙；腹痛甚加延胡索、郁金；脾胃虚弱加党参、山药、白术；脾湿困中加白扁豆、薏苡仁。

（2）肝郁脾虚证

证候：胸胁满闷，喜太息，周身窜痛不适，时发时止，情绪低落和（或）急躁易怒，咽喉部异物感，周身倦怠，神疲乏力，食欲不振，脘腹胀满，便溏不爽，或大便秘结，舌淡红或暗，苔白或腻，脉弦细或弦缓。

治法：疏肝解郁，健脾和胃。

方药：逍遥散加减。甘草、当归、茯苓、白芍、白术、柴胡。

加减：胁痛纳差可选加生薏米仁、鸡内金、土鳖虫、虎杖，胸腹胀满、呃逆、背沉加桔梗、半夏，血瘀明显加乳香、没药或三棱、莪术。

（3）心脾两虚证

证候：心悸胸闷，气短乏力，自汗，头晕头昏，失眠多梦，食欲不振，脘腹胀满，便溏，舌淡苔白，脉细或弱。

治法：补益气血，调养心脾。

方药：归脾汤加减。党参、白术、黄芪、当归、龙眼肉、大枣、茯神、远志、酸枣仁。

加减：纳少神疲，便溏，脉象无力，可合用补中益气汤；自汗出，易于感冒，当重用黄芪，加防风、浮小麦以固表止汗；腹泻或便溏，腹胀纳呆，舌淡胖，边有齿痕，当归宜炒用，加薏苡仁、白扁豆、泽泻以健脾利湿；心悸怔忡，少寐健忘，加柏子仁、合欢皮、夜交藤以养心安神。

（4）肝肾阴虚证

证候：腰膝酸软，疲乏无力，眩晕耳鸣，失眠多梦，烘热汗出，潮热盗汗，月经不调，遗精早泄，舌红少苔，或有裂纹，脉细数。

治法：滋肾养肝。

方药：杞菊地黄丸加减。枸杞子、菊花、熟地黄、山茱萸（制）、牡丹皮、山药、茯苓、泽泻。

加减：肝火上炎，口苦目赤，烦躁易怒，酌加龙胆草、夏枯草以清肝火；目涩耳鸣，腰膝酸软，舌红少苔，脉弦细数，加生地黄、麦冬、玄参以补肝肾；腰痛隐隐，加桑寄生、杜仲、牛膝。

（5）肺脾气虚证

证候：胸闷气短，疲乏无力，自汗畏风，易于感冒，食欲不振，腹胀便溏，舌淡，苔白，脉细或弱。

治法：补肺健脾、益气固表。

方药：玉屏风散加减。黄芪、白术、防风。

加减：食欲不振，腹胀便溏，舌淡，加炒山药、茯苓、香附；疲乏无力，加太子参、党参。

（6）脾虚湿阻证

证候：神疲乏力，四肢困重，困倦多寐，食欲不振，腹胀便溏，面色萎黄或白，舌淡苔白腻，脉沉细或缓。

治法：益气健脾，渗湿止泻。

方药：参苓白术散加减。党参、茯苓、白术、山药、莲子、白扁豆、薏苡仁、砂仁、桔梗。

加减：纳少神疲，便溏，脉象无力，可合用补中益气汤；腹泻或便溏，腹胀纳呆，舌淡胖，边有齿痕，当归宜炒用，加香附、诃子、泽泻以健脾利湿。

（7）肝郁化火证

证候：头胀头痛，眩晕耳鸣，胸胁胀满，口苦咽干，失眠多梦，急躁易怒，舌红苔黄，脉弦数。

治法：疏肝泄热。

方药：丹栀逍遥散合左金丸。丹皮、山栀子、青皮、黄连、吴茱萸、香附、柴胡、赤芍、甘草、金银花、大黄。

加减：心胸胁肋诸痛、时发时止、口苦、舌红苔黄、脉弦数，加川楝子、延胡索。失眠心烦，加黄连、夜交藤、酸枣仁以清热化火、交通心肾。

（8）痰热内扰证

证候：心悸心烦、焦虑不安、失眠多梦、便秘、舌红苔黄腻、脉滑数。

治法：理气化痰、清热泻火。

方药：温胆汤加减。半夏、茯苓、胆星、竹茹、枳实、陈皮、甘草。

加减：心热烦甚者，加黄连、山栀、豆豉以清热除烦；失眠者，加琥珀粉、远志以宁心安神；惊悸者，加珍珠母、生牡蛎、生龙齿以重镇定惊；呕吐呃逆者，酌加苏叶或梗、枇杷叶、旋覆花以降逆止呕；眩晕，可加天麻、钩藤以平肝熄风。

3. 亚健康的其他治法

(1) 心理调节：针对个体情况开展心理疏导与行为指导。对于存有精神心理不适或社会交往困难的亚健康者，可根据具体情况给予心理疏导或认知行为方面的指导。

(2) 运动疗法：体育锻炼、有氧健身操、太极拳等。

(3) 饮食疗法：根据营养的缺乏情况，给予适当的营养素补充剂、保健食品；根据病人的辨证分型可给予药膳，偏于肺脾气虚者，可予黄芪党参粥：黄芪 40 克、党参 30 克、山药 30 克、半夏 10 克、粳米 150 克。黄芪、党参、半夏煎汁去渣代水，与山药、粳米同煮为粥，加入适量白糖，连服数月，有补益脾肺之功。偏于肝郁或肝火亢盛者，可予玫瑰花、金银花泡水代茶饮。

(4) 音乐疗法：是通过生理和心理两个方面的途径来治疗疾病。

1) 性情急躁的病人宜听节奏慢、让人思考的乐曲，可以调整心绪，克服急躁情绪。

2) 悲观、消极的病人宜多听宏伟、粗犷和令人振奋的音乐。

3) 记忆力衰退的病人最好常听熟悉的音乐。

4) 睡眠差、经期、经前期的人最适宜听抒情音乐。

5) 产妇宜多听带有诗情画意、轻松幽雅和抒情性强的古典音乐和轻音乐。

(5) 针刺疗法

1) 体针：肝火上炎者取穴风池、行间；痰湿内阻者取穴丰隆、足三里、三阴交；瘀血内阻者、阴虚阳亢者取穴太溪、肝俞；阴阳两虚者取穴关元、肾俞。实证针用泻法、虚证针用补法。

2) 耳针：取穴皮质下、脑、心、肾、神门、交感、肝、内分泌、眼、心。每次选取 3～4 穴，毫针轻刺激或王不留行贴压，每日 1 次，两耳交替。

(四) 亚健康病人的双向转诊

1. 转出　亚健康是一定时间内出现的活力降低、功能和适应能力减退的症状，若症状发生急剧变化，应及时去医院进行疾病排查。

2. 转入　经上级医院诊治、病人诊断明确、治疗方案确定、病情平稳、转入社区卫生服务机构进一步治疗。转入后由社区医生对病人进行评估、分类管理。

(五) 社区亚健康管理流程

依据"亚健康中医临床指南"，社区医生通过建立和完善居民健康档案，对本社区居民进行评估和分类管理。

1. 评估与分类

(1) 既往无任何疾病的病人

1) 本次经医院测定在正常范围。

2) 本次测定有心理、生理或社会因素的亚健康的发生。

(2) 既往曾被其他医院确诊为亚健康的人群

1）心理、生理或社会因素控制理想：症状平稳、用药后无不良反应；原有症状没有进一步发展、控制良好；未出现新的症状。

2）心理、生理或社会因素控制不理想：出现新的症状或原有症状加重。

（3）随访：出现新的症状或原有症状加重，应定期进行跟踪回访，密切关注每位亚健康者的身心健康状况，做到早发现、早预防、早调理、早康复。

2. 亚健康的管理　非亚健康的居民，定期测量血压、心率；可疑亚健康的居民，及时复查，必要时建议其到上级医院就诊以明确诊断；已确诊的亚健康病人，纳入社区亚健康病例管理。

（1）既往无亚健康疾病史、本次测定正常者，定期监测，进行生活行为方式指导。

（2）既往被其他医院确诊为亚健康、本次症状减轻者，继续按照原治疗方案执行，满一个月时随访。如本次测定症状加重，则应重新评价并做出处理，并在 2 周内随访。

1）评价病人是否建立合理的饮食计划，是否保持规律膳食，建议病人尽量少食用高盐、高糖、高油食品。

2）倡导健康生活方式，帮助病人改变不良生活习惯，如戒烟戒酒，坚持适度的体育活动，作息规律，根据个体情况制定每天的锻炼、休息时间，做到劳逸结合；建议保持健康良好的心理状态，不断提高心理素质，培养多方面兴趣，正确对待工作生活的压力，有效缓解紧张情绪；建立良好的社会沟通网络。

3）根据是否出现了新的症状或原有症状加重，确定是否转诊。

（3）随访亚健康病人：目的是最大限度地减少疾病发生，提高病人生活质量。全科医生有接近社区居民、开展随访的便利条件，对随访对象应做以下处理：①健康宣传教育，普及亚健康的基本知识，使病人懂得健康的生活行为方式可有效降低疾病的危险性。②建议保持健康良好的心理状态，不断提高心理素质，培养多方面兴趣，正确对待工作生活的压力，有效缓解紧张情绪。若出现新的症状或原有症状加重，应立即复诊。③建立健康档案、填写随访记录、按照健康管理技术要求对病人进行全面体格检查，如有新的症状或原有症状加重，应及时联系转诊。每年随访一次，告知病人及家属下次随访的时间。

二、高血压病

（一）高血压病的识别

1. 高血压病的诊断（参见 2010 年中国高血压防治指南修订版，第 3 版）　在未使用降压药物的情况下，非同日 3 次测量血压，收缩压≥140mmHg 和（或）舒张压≥90mmHg。收缩压≥140mmHg 和舒张压<90mmHg 为单纯性收缩期高血压。病人既往有高血压史，目前正在使用降压药物，血压虽然低于 140/90mmHg，也诊断为高血压病。

2. 高血压的分级　根据血压升高水平，又进一步将高血压分为 1 级、2 级和 3 级（表 8-1）。

表 8-1　血压的定义与分类

类　　别	收缩压（mmHg）		舒张压（mmHg）
正常血压	<120	和	<80
正常高值	120～139	和（或）	80～89
高血压	≥140	和（或）	≥90
1 级高血压（轻度）	140～159	和（或）	90～99
2 级高血压（中度）	160～179	和（或）	100～109
3 级高血压（重度）	≥180	和（或）	≥110
单纯收缩期高血压	≥140	和	<90

注：收缩压与舒张压分属于不同级别时，以较高的分级为准。

（二）高血压病的预防与常用药物治疗

1. 高血压病的危险因素

（1）高钠、低钾膳食：人群中，钠盐（氯化钠）摄入量与血压水平和高血压患病率呈正相关，而钾盐摄入量与血压水平呈负相关。

（2）超重和肥胖：人群中体重指数（BMI）与血压水平呈正相关，身体脂肪的分布与高血压发生也有关。腹部脂肪聚集越多，血压水平就越高。

（3）饮酒：过量饮酒是高血压发病的危险因素，人群高血压患病率随饮酒量增加而升高。虽然少量饮酒后短时间内血压会有所下降，但长期少量饮酒可使血压轻度升高；过量饮酒则使血压明显升高。

（4）精神紧张：长期精神过度紧张也是高血压发病的危险因素，长期从事高度精神紧张工作的人群高血压患病率增加。

（5）其他危险因素：高血压发病的其他危险因素包括缺乏体力活动等。

2. 高血压病的预防　开展人群高血压筛查，建立 35 岁以上人群首诊测血压制度，提高高血压筛查和高血压早诊早治的比例。积极开展社区健康教育，提高社区高血压病人的高血压知晓率和行为改变率，增强高血压病人自我管理的意识和效果，降低高危人群中危险因素水平。

（1）一级预防：主要是针对高危人群和整个社区服务的范围所采取的措施，也是预防疾病的根本手段。

1）调整心理：改变行为方式，培养对自然环境和社会的良好适应能力，避免惊恐、过度紧张、焦虑、易怒等不良情绪，可避免神经内分泌功能紊乱，防止小动脉痉挛，从而维持稳定的血压。

2）合理膳食：①限制钠盐，增补钾盐。提供定量盐勺，WHO 建议成人每日盐的摄入量应小于 6g，适当的减少钠盐的摄入量，可减少体内的钠水潴留，有助于降低血压。提倡摄入含钾、钙丰富而含钠低的食物，如土豆、茄子、海带、莴笋、牛奶、酸牛奶、虾皮等；②控制能量的摄入，防止体重超标；③限制脂肪的摄入，适量增加蛋白质摄入量。正常成人每日蛋白质的摄入量不少于每公斤体重 1g。增加含蛋白质较高而脂肪较少的鱼类、禽类；④多吃新鲜蔬菜、水果。

3）适量运动：指导高血压人群进行规律运动（每周 3～5 天、每天不少于 30 分钟），帮助病人选择适宜的运动方式和运动强度。最好是有氧运动，如散步、慢跑、太极拳、骑自行车和游泳等。

4）戒烟限酒：吸烟是心、脑血管病的主要危险因素。应大力宣传吸烟的危害，未患高血压病者，戒烟可预防其发生；已患高血压病者，戒烟有利于降压。大量饮酒会导致动脉硬化，加重高血压，饮少量红酒对人体是有益的。

（2）二级预防：二级预防是针对高血压病人采取的，以阻止或延缓高血压发展为目的的措施。强调"三早"，即早发现、早诊断和早治疗，防止和减缓高血压病进展。

高血压病起病隐匿，进展缓慢，早期可无症状，约有 20% 的病人在体格检查时才发现血压升高。所以，要加强对社区居民的卫生宣传和教育，提高自我检查，早期发现，及时就诊的意识。高血压的检查只能依靠血压测量，一般建议 3～20 岁的人群每年测量一次血压；25 岁以上的成年人每次就诊时均应测量血压；收缩压、舒张压接近临界值的人，应适当增加测量血压的次数；已患高血压病的病人，无论采取药物治疗或非药物治疗，都要经常测量血压，动态掌握血压情况；有高血压家族史的高危人群，每年至少测量 2～4 次。

（3）三级预防：三级预防是针对高血压重症的抢救，预防其并发症的产生和死亡。引导高血压病病人注意饮食，坚持服药，定期到上级医院检查，并持之以恒。一经确诊为高血压重症，要予以必要的处理，在保证病人安全的情况下及时转诊。

3. 高血压病的常用药物　常用降压药物包括钙离子拮抗剂（CCB）、血管紧张素转换酶抑制剂（ACEI）、血管紧张素Ⅱ受体拮抗剂（ARB）、利尿剂、β 受体阻滞剂、α 受体阻滞剂等，以及由上述药物组成的固定配比的复方制剂。

（三）社区高血压病的中医照顾

1. 高血压病的中医保健　高血压病与中医"风眩"相似，根据相关临床症状亦可归属于"眩晕"，"头痛"、"中风"等范畴。中医学认为，高血压病主要与情志失调、饮食不节、久病劳伤、先天禀赋不足等因素有关。病位在心、肝、脾、肾，基本病性为本虚标实，肝肾阴虚为本，肝阳上亢、痰浊内蕴为标。

高血压病人可采取以下保健措施：

（1）太极拳：为低强度持续性运动，可扩张周围血管，给心脏以温和的锻炼。

（2）医疗体操：练习太极拳有困难者可教以舒展放松，配合呼吸的体操，可采用太极拳的模拟动作，分节进行。

（3）按摩或自我按摩：按揉风池、太阳及耳穴，掐内关、神门、合谷、足三里，可助降压和消除症状。

2. 高血压病的辨证论治　根据中华中医药学会发布的《中医内科常见病诊疗指南》，高血压病可辨证分为七型论治。

（1）肝火上炎证

证候：以头晕胀痛、面红目赤、烦躁易怒为主症，兼见耳鸣、胁痛口苦、便秘、溲黄等症，舌红苔黄，脉弦数。

治法：清肝泻火。

方药：龙胆泻肝汤加减。龙胆草、柴胡、泽泻、车前子、生地黄、当归、栀子、黄芩、甘草。

加减：头痛，头晕甚，加石决明、珍珠母以平肝潜阳；目赤耳鸣，头痛偏甚，加菊花、蝉蜕、决明子、夏枯草以平肝息风；急躁易怒，胁肋灼痛甚，加白芍、香附、川楝子以理气止痛。

（2）痰湿内阻证

证候：以头重如裹为主症，兼见胸脘痞闷、纳呆恶心、呕吐痰涎、身重困倦、少食多寐等症，苔腻，脉滑。

治法：化痰祛湿，和胃降浊。

方药：半夏白术天麻汤加减。半夏、白术、天麻、陈皮、茯苓、甘草、钩藤、珍珠母、郁金。

加减：胸痹心痛，加丹参、延胡索、瓜蒌、薤白以活血通痹；眩晕较甚，加代赭石、竹茹、生姜、旋覆花以化痰；脘闷纳差，加砂仁、豆蔻、焦三仙以健胃。

（3）瘀血内阻证

证候：以头痛如刺、痛有定处为主症，兼见胸闷心悸、手足麻木、夜间尤甚等症，舌质暗，脉弦涩。

治法：活血化瘀。

方药：通窍活血汤加减。地龙、当归、川芎、赤芍、桃仁、红花、白芷、石菖蒲、老葱、全蝎。

加减：神疲乏力，少气自汗者，加黄芪、党参以益气行血；兼畏寒肢冷，感寒加重，加附子、桂枝以温经活血。

（4）阴虚阳亢证

证候：以眩晕、耳鸣、腰酸膝软、五心烦热为主症，兼见头重脚轻、口燥咽干、两目干涩等症，舌红，少苔，脉细数。

治法：平肝潜阳，清火息风。

方药：天麻钩藤饮加减。天麻、钩藤、石决明、牛膝、杜仲、桑寄生、黄芩、栀子、茯神、夜交藤、益母草。

加减：肝火上炎，口苦目赤，烦躁易怒，酌加龙胆草、牡丹皮、夏枯草以清肝火；目涩耳鸣，腰膝酸软，舌红少苔，脉弦细数，加枸杞子、制何首乌、生地黄、麦冬、玄参以补肝肾；眩晕剧烈，兼见手足麻木或震颤，加羚羊角粉、龙牡、全蝎、蜈蚣以镇肝息风，清热止痉。

（5）肾精不足证

证候：以心烦不寐、耳鸣腰酸为主症，兼见心悸健忘、失眠梦遗、口干口渴等症，舌红，脉细数。

治法：滋养肝肾，益精填髓。

方药：左归丸加减。熟地黄、山萸、山药、龟甲、鹿角胶、枸杞子、菟丝子、牛膝。

加减：五心烦热，潮热颧红，舌红少苔，脉细数，加鳖甲、知母、黄柏、牡丹皮、地骨皮以滋阴降火；兼见失眠，多梦健忘，加阿胶、酸枣仁、柏子仁以交通心肾，养心安神；下肢浮肿，尿少，加桂枝、茯苓、泽泻以通阳利水。

（6）气血两虚证

证候：以眩晕时作、短气乏力、口干心烦为主症，兼见面白、自汗或盗汗、心悸失眠、纳呆、腹胀便溏等症，舌淡，脉细。

治法：补益气血，调养心脾。

方药：归脾汤加减。党参、白术、黄芪、当归、龙眼肉、大枣、茯神、远志、酸枣仁。

加减：纳少神疲，便溏，脉象无力，可合用补中益气汤；自汗出，易于感冒，当重用黄芪，加防风、浮小麦以固表止汗；腹泻或便溏，腹胀纳呆，舌淡胖，边有齿痕，当归宜炒用，加薏苡仁、白扁豆、泽泻以健脾利湿；心悸怔忡，少寐健忘，加柏子仁、合欢皮、夜交藤以养心安神。

（7）冲任失调证

证候：妇女月经来潮或更年期前后出现头痛、头晕为主症，兼见心烦、失眠、胁痛、全身不适等症，血压波动，舌淡，脉弦细。

治法：调摄冲任。

方药：二仙汤加减。仙茅、仙灵脾、当归、巴戟天、黄柏、知母、白芍、丹参、益母草、车前子。

加减：烘热，汗出，加黄芪、牡丹皮、浮小麦以益气清热固表；心悸，乏力气短，加党参、麦冬、五味子以益气宁心；失眠心烦，加黄连、阿胶、肉桂、酸枣仁以交通心肾，养血安神。

3. 高血压病的其他治法

（1）心理调节：一些高血压病人多在发现自己的血压升高后，思想负担总会变得很重，心情紧张，情绪很不稳定，整天忧心忡忡的；一些高血压病人有强烈的竞争意识，易紧张，好冲动，情绪不稳、心理压力较大。针对此类个体情况应开展心理疏导与行为指导，改变生活认识，不要总跟比自己强的人比，做事留有余地，培养业余爱好，不断增加生活情趣，寄情于花草树木，则都有助于缓解心理压力。

（2）运动疗法：体育锻炼、太极拳。适量的体力活动、锻炼有助于高血压人群保持血压平稳。但要注意的是每个参加运动的人特别是中老年人在运动前进行身体状况评估，以确定运动种类、强度、频度和持续运动时间，具体运动应包括有氧、伸展及增强肌力练习三类，具体项目可选择步行、慢跑、有氧健身操、太极拳、门球等。

（3）饮食疗法：根据病人的辨证分型可给予药膳或代茶饮。常用的代茶饮药物有杭白菊、钩藤、生山楂、决明子、荷叶、玉米须、葛根、槐花。芹菜性甘、凉，对肝阳上亢的高血压病人有降低和平稳血压作用。例如：阴虚阳亢证者，可取菊花适量，加沸水浸泡后代茶饮；阴阳两虚证者，可取枸杞、胡桃肉、黑芝麻加沸水浸泡后代茶饮。

（4）中药泡脚：肝阳上亢的高血压病人可用钩藤、夏枯草、桑叶、菊花煎煮后取汁3000ml泡脚，泡脚水的温度以 30～38℃为宜，泡洗过程中宜对脚部进行适当按摩。

（5）音乐疗法：治疗高血压病，选用情调悠然、节奏徐缓、旋律清逸、风格高雅、词曲隽永的古曲或轻音乐。

（6）针刺疗法：针灸对高血压有一定疗效，可采用体针或耳针疗法。

1）体针：主穴百会、曲池、合谷、太冲、三阴交。肝火上炎者，加风池、行间；

痰湿内阻者，加丰隆、足三里；瘀血内阻者，加血海、膈俞；阴虚阳亢者，加太溪、肝俞；阴阳两虚者，加关元、肾俞。实证针用泻法，虚证针用补法。

2）耳针：取穴皮质下、降压沟、脑、心、肾、神门、交感、肝、内分泌、眼。每次选取 3～4 穴，毫针轻刺激或王不留行贴压，每日 1 次，两耳交替。

（四）社区高血压病人的双向转诊

1. 转出　全科医生对危重症高血压病人进行急救后，应根据病情不同而合理地转往最近、适合的上级医院，以便进一步检查及治疗。社区高血压病病人的转诊分为紧急转诊和一般转诊。

（1）紧急转诊

1）转诊指征：①收缩压≥210mmHg 和（或）舒张压≥120mmHg；②中青年高血压病人血压骤然升高，舒张压≥130mmHg，头痛、视力减退、视网膜出血渗出和视神经乳头水肿；③高血压病病人短暂收缩压急剧升高，出现剧烈头痛、心悸、气急、烦躁、恶心、呕吐、面色苍白或潮红、视力模糊等症状者；④高血压病人出现头痛、呕吐、意识障碍或烦躁、一过性失明、失语、偏瘫等症状者。

2）高血压危重症的处理：对高血压危重症病人，要在吸氧、监护和必要处理的前提下，以救护车转至上级医院的急诊科进一步诊治。

迅速降压：静脉给药迅速使血压降至 160/100mmHg 以下。可选用硝普钠 50～100mg 加入 5％的葡萄糖注射液 500ml，静脉滴注，注意避光，10μg/min；或硝酸甘油 25mg 加入 5％葡萄糖注射液 500ml 中，以 5～10μg/min，静脉滴注；或静脉注射乌拉地尔 25mg；或乌拉地尔 50～100mg 加入 5％葡萄糖注射液 100ml 中，以 2～12μg/（kg·min）静脉滴注；或硝苯地平片 10～30mg 舌下含服；或拉贝洛尔 50mg 加 5％葡萄糖注射液 40ml 中以 5mg/min 的速度静脉注射。

降低颅内压：速尿（呋塞米）20～80mg 静脉注射或 20％甘露醇 250ml，静脉滴注。

制止抽搐：安定（地西泮）注射液 10～20mg 缓慢静推或苯巴比妥注射液 0.1～0.2mg 肌内注射。

（2）一般转诊：社区卫生机构需上级医院对病人病情重新做出诊断及治疗建议。

转诊指征：①规律用药治疗，随访两次，血压未能达标；②以往血压控制理想，再度出现血压升高时，经降压治疗难以控制；③血压波动大，临床处理后疗效不明显；④病人服用降压药物出现不良反应，经调整药物仍不能改善；⑤在随访的过程中出现了新的靶器官损害，需进一步明确诊断者。

2. 转入　经上级医院诊治，病人诊断明确、治疗方案确定、病情平稳，转入社区卫生服务机构进一步治疗。转入后由社区医生对病人进行评估，分类管理。

（五）社区高血压病管理流程

依据"中国高血压防治指南"，社区医生通过建立和完善居民健康档案，对本社区居民进行评估和分类管理。

1. 评估与分类

（1）既往未被确诊为高血压的病人

1）本次测定血压在正常范围。

2）本次测定血压高于正常，高血压分级在 1、2 级，无危险因素，或 1～2 个危险因素。

（2）既往曾被其他医院确诊为高血压的病人

1）血压控制理想：即收缩压＜140mmHg，且舒张压＜90mmHg。病人病情平稳，用药后无不良反应；原有并发症没有进一步发展，控制良好；未发现新的并发症。

2）血压控制不理想：属于高血压 1、2 级，经降压药物治疗，收缩压≥140mmHg 或舒张压≥90mmHg，又分为：有 3 个或 3 个以上危险因素或糖尿病，或靶器官损害；无并发症和无用药后不良反应；有药物不良反应；出现新的并发症或原有并发症加重。

（3）随访：主要针对高血压 1、2 级，有 3 个以上危险因素，或糖尿病，或靶器官损害，有并发症的高危、极高危病人。

2. 高血压的管理　未患高血压的居民，定期测量血压；可疑高血压的居民，及时复查，必要时建议其到上级医院就诊以明确诊断；已确诊的高血压病人，纳入社区高血压病例管理。

（1）既往无高血压，本次血压测定正常者，定期监测，进行生活行为方式指导；本次血压测定高于正常者，3 天内复查，若仍高则转往上级医院确诊。若确诊为原发性高血压病，则纳入社区高血压病例管理；若未确诊则告知其每 3 个月至少监测血压 1 次。

（2）既往被其他医院确诊为高血压，本次血压达标者，继续按照原治疗方案执行，满一个月时随访。如本次测定血压未达标，则应重新评价做出处理，并 2 周内随访。

1）根据是否规律用药，判断药效，调换不同类降压药物，或调整剂量；

2）根据是否出现难以耐受的不良反应，调换不同类降压药；

3）根据是否出现了新的并发症或原有并发症加重，确定是否转诊。

（3）随访高血压病病人：目的是最大限度地减少心脑血管及肾脏并发症，降低病死率和病残率，提高病人生活质量。全科医生有接近社区居民，开展随访的便利条件，对随访对象应做以下处理：①健康宣传教育，普及高血压病的基本知识，使病人懂得健康的生活行为方式可有效的降低血压，并使心血管疾病的危险性降低。②告知病人及家属高血压危重症的常见症状：剧烈头痛、恶心呕吐、视物模糊、心前区闷痛、心悸怔忡、肢体麻木或水肿等。若有此类症状应立即复诊。③建立健康档案，填写随访记录，按照中老年健康管理技术要求对病人进行全面体格检查，如有新的并发症或原有并发症加重，应及时联系转诊。④有合并症者，按照相关疾病诊疗规范处理。⑤每年随访 1 次，告知病人及家属下次随访的时间。

三、糖　尿　病

糖尿病（diabetes mellitus，DM）是一种由胰岛素绝对或相对不足和（或）胰岛素抵抗而引起的，以长期高血糖为主要特征的代谢综合征。其特征为血液循环中葡萄糖浓度异常升高及尿糖，血糖过高时可出现典型的"三多一少"症状，即多饮、多食、多尿及消瘦，严重者可有脂肪、蛋白质、水和电解质等代谢障碍，导致眼、肾、神经、心脑血管等多脏器和组织的进行性病变，引起功能障碍及衰竭。

（一）糖尿病的识别

糖尿病的诊断以血糖升高作为诊断依据。单纯空腹血糖正常不能排除糖尿病者，应检查餐后血糖，必要时做 OGTT 试验（表 8-2）。2010 年版中国糖尿病防治指南中的诊断标准如下。

表 8-2　糖尿病诊断标准

1. 糖尿病症状＋任意时间血浆葡萄糖水平≥11.1mmol/L（200mg/dl）　或

2. 空腹血浆葡萄糖（FPG）≥7.0mmol/L（126mg/dl）　或

3. OGTT 试验中，2hPG 水平≥11.1mmol/L（200mg/dl）

空腹指 8～10 小时内无任何热量摄入。任意时间指一日内任何时间，无论上一次进餐时间及食物摄入量。OGTT 采用 75g 无水葡萄糖负荷。糖尿病症状指多食、多尿、烦渴多饮和难以解释的体重减轻。空腹血糖调节受损（IFG）指血糖高于正常，但低于糖尿病的诊断标准，即 6.1～6.9mmol/L（110～125mg/dl）。糖耐量减低（IGT）是葡萄糖不耐受的一种类型，现普遍将其视为糖尿病前期，OGTT 试验中，2hPG＜7.7mmol/L（139mg/dl）为正常；7.8～11.1mmol/L（140～199mg/dl）为 IGT。

（二）糖尿病的预防与常用药物治疗

1. 糖尿病的危险因素　糖尿病的危险因素有两类，分为可改变因素和不可改变因素。

（1）不可改变因素：①年龄：一般 45 岁左右就有患病风险，65 岁以上的风险更大一些；②家族史或遗传倾向：有糖尿病家族史患糖尿病的风险明显增高；③种族：有研究显示白人患病率约为 2.2％，西班牙人约为 6.2％，亚洲人约为 4.5％；④妊娠期糖尿病史：妊娠糖尿病产后转变为糖尿病者的累积发病率显著增高；⑤多囊卵巢综合征：多囊卵巢综合征病人容易出现糖尿病及心脑血管疾病；⑥宫内发育迟缓或早产：宫内发育迟缓或早产儿，成年后患 2 型糖尿病的风险较高。

（2）可改变因素：①IGT 或合并 IFG（极高危）；②代谢综合征或合并 IFG（高危人群）；③超重肥胖与体力活动减少；④饮食因素与抑郁；⑤致糖尿病药物；⑥致肥胖或糖尿病环境。以上因素都容易导致糖尿病的发生。

2. 糖尿病的预防　糖尿病及其并发症已经成为严重威胁人类健康的世界性公共卫生问题。应积极开展糖尿病的预防工作，延缓糖尿病进程，以改善病人生活质量，减轻个人和社会医疗资源消费。糖尿病的预防工作可分为三级。

（1）一级预防：一级预防是避免糖尿病的发生，旨在开展健康宣传教育，纠正危险因素，提高检出率，尽早明确诊断，在糖尿病防治措施占重要地位。预防措施包括糖尿病知识的宣传教育、健康生活方式的指导和重点人群的筛查。

1）健康教育：糖尿病的人群预防是病因预防，提高认识最重要的措施是健康教育，教育对象不仅限于糖尿病病人本人及家属，还应该着眼于以预防为目的的公共教育，使整个社会对糖尿病危害的认识提高，自觉地改变不良的生活方式。每年 11 月 14 日为"世界糖尿病日"。

2）提倡健康的生活方式：自我调节情志，提高心理应对能力，避免因紧张、焦虑、忧郁、恐惧、悲伤等情绪反应；预防和控制肥胖，尤其是伴高血压病的肥胖者，减轻体重能明显降低糖尿病的发生率，严格限制摄入高糖、高脂肪等高热量的食物，多吃富含纤维素和维生素的蔬菜和水果，防止热量的过分摄取；加强运动，提高肌肉细胞胰岛素受体的数量，提高胰岛素的效用；提倡膳食平衡，避免能量的过多摄入，可用复杂的碳水化合物取代容易吸收的碳水化合物。富含纤维素的天然食品如谷类、水果、蔬菜等有益于调节血糖，改善脂蛋白构成。减少饱和脂肪酸的摄入，碳水化合物可占总热量50%～60%，脂肪摄入量占总热量的30%以下，其中饱和脂肪酸、多不饱和脂肪酸和不饱和脂肪酸的比例为1:1:1。同时强调戒烟、限酒。

高危人群是指：年龄在45岁以上；有糖尿病阳性家族史；超重和肥胖者；曾患妊娠糖尿病的妇女；娩出过巨大儿的妇女；高血压和高血脂者；糖调节异常（糖耐量减低和空腹血糖调节异常）。对高危人群给予干预治疗，以降低糖尿病的发生率。

1型糖尿病迄今尚无公认的有效的预防措施。2型糖尿病的预防应从青少年开始，普及健康教育，提倡健康的生活方式，大量事实证明，生活方式干预可预防或延缓2型糖尿病的发生。普查妊娠期糖尿病可以预防巨大胎儿娩出，减少妊娠并发症的危险性。

（2）二级预防：二级预防是及早检出并有效治疗糖尿病，预防并发症的发生。针对可干预因素（如血糖、血压、血脂、超重和肥胖等）积极有效地干预。对2型糖尿病病人定期进行糖尿病并发症的筛查，了解有无并发症及并发症的损害程度。

二级预防中强调并发症教育和提倡健康的生活方式，如并发症的危害及危险因素，告知非药物治疗的重要性，强调生活方式的改善，根据病人个体情况给予适合的饮食指导和运动建议。推广血糖的自我监测；对于已经进行胰岛素治疗的病人，应学会调整胰岛素剂量，防止低血糖发生。1型糖尿病病人需胰岛素终身替代治疗，使血糖、血脂、血压和体重控制在正常范围，以减少并发症发生。

筛查时发现糖尿病并发症应及早治疗，防止并发症进展。如无并发症，2型糖尿病病人应1年筛查1次。1型糖尿病病人如首次筛查正常，3～5年后应1年筛查1次。

（3）三级预防：糖尿病三级预防的目的是减少糖尿病的致残率和致死率，提高病人的生存质量。预防发生糖尿病酮症酸中毒、高渗性非酮症糖尿病昏迷、低血糖昏迷及严重感染，积极治疗慢性并发症，保护糖尿病病人的劳动能力，提高生活质量，延长寿命。

3. 糖尿病的常用药物　口服降糖药物根据作用效果的不同，可以分为促胰岛素分泌剂（磺脲类、格列奈类、二肽基肽酶DPP-Ⅵ抑制剂）和非促胰岛素分泌剂（双胍类、噻唑烷二酮类、α-糖苷酶抑制剂）。磺脲类药物、格列奈类药物直接刺激胰岛素分泌；DPP-Ⅵ抑制剂通过减少体内胰高血糖素样肽-1（GLP-1）的分解而起到增加胰岛素分泌的作用；噻唑烷二酮类药物可改善胰岛素抵抗；双胍类药物主要减少肝脏葡萄糖的输出；α-糖苷酶抑制剂主要延缓碳水化合物在肠道内的吸收。

（三）社区糖尿病的中医药照顾

1. 糖尿病的中医保健　糖尿病与中医学"消渴病"类似，其并发症可归属于"虚劳"、"胸痹"、"中风"、"脱疽"等范畴。消渴病的病因复杂，但总与禀赋不足、饮食失节、情志失调、劳欲过度或外感热邪有关。阴津亏损、燥热偏盛是消渴的基本病机，病变的脏腑着重在于肺、胃、肾，而以肾为关键。病情迁延日久，常变证百出，可并发肺痨、白内障、雀盲、耳聋、疮疖、痈疽、中风偏瘫等。

糖尿病病人可采取以下保健措施：

（1）饮食保健：中医学认为消渴多因嗜酒厚味，损伤脾胃，故饮食宜定时定量，合理膳食、控制热量摄入。糖尿病病人应该注意少食多餐，注意低盐，低脂，低糖饮食，少吃高能量、高淀粉食物。

（2）运动保健：运动疗法是有效治疗糖尿病的一个重要组成部分，尤其老年病人、肥胖病人更为重要。祖国医学很早就认识到运动对糖尿病康复的重要性，隋代的《诸病源候论》、唐代的《外台秘要》都记载了消渴病的体育运动疗法。运动的具体方式因人而异，如游泳、慢跑、散步、太极拳等。

糖尿病病人运动时应注意：时间应安排在餐后1小时；运动不能太剧烈；运动鞋袜要舒适；运动前最好自测血糖与心率；中年人以中等的运动量为宜，老年人最适宜小运动量和中等偏小的运动量。

（3）并发症的保健：低血糖是糖尿病最常见的并发症，病人可携带饼干、糖块等，在出现低血糖症状时进食。糖尿病病人易发生皮肤感染、肺结核和尿路感染等，预防皮肤感染的措施是讲究个人卫生，勤洗澡，保持皮肤洁净。如皮肤出现疖、疖等要及时消毒处理，必要时可口服抗生素。女性病人还要注意清洗外阴，预防阴道炎和尿路感染等。预防糖尿病足的有效方法除积极控制血糖外，可适度运动、热水泡脚（水温要适宜），增加下肢血液的回流和改善微循环。

2. 糖尿病的辨证论治　中医辨证论治可控制糖尿病的并发症、改善临床症状、提高糖尿病病人的生存质量，部分中药能改善胰岛素抵抗，增加胰岛素分泌和组织对胰岛素的敏感性。糖尿病的辨证治疗分为以下五型。

（1）阴虚热盛证

证候：咽干口燥，烦渴多饮，消谷善饥，尿赤便秘，身体渐瘦，舌红苔黄，脉细滑数。

治法：养阴清热，生津止渴。

方药：白虎汤加减。石膏、知母、生地黄、麦冬、天花粉、黄连、黄芩、甘草。

加减：口渴引饮无度者，加五味子、石斛；大便秘结者加大黄；倦怠乏力，渴而汗出者加人参。

（2）气阴两虚证

证候：口渴引饮，气短懒言，四肢乏力，多食易饥，五心烦热，心悸失眠，尿赤便秘，舌红少津，苔薄或花剥，脉细而无力。

治法：益气养阴。

方药：六味地黄丸、生脉饮加减。黄芪、生地黄、山茱萸、太子参、麦冬、五味子。

加减：口渴多饮加黄精、天花粉；气短乏力甚者加白术、茯苓；失眠心悸者加炒枣仁、柏子仁；汗出淋漓者加浮小麦、煅龙骨、煅牡蛎。

（3）阴阳两虚证

证候：神疲乏力，咽干口燥，腰膝酸软，或手足畏寒，夜尿频数，头晕眼花，心悸失眠，自汗气短，颜面浮肿，或小便量多，男子阳痿不举，女子性欲淡漠，舌体胖大有齿痕，脉沉细无力。

治法：滋阴温阳，利水消肿。

方药：右归饮加减。熟地黄、山茱萸、丹皮、泽泻、枸杞子、附子、肉桂、茯苓、杜仲、龟甲。

加减：小便频数而量多者加桑螵蛸、覆盆子；遗精早泄者加金樱子、芡实；形寒肢冷者加黄芪；浮肿者加车前子、大腹皮、冬瓜仁、桑白皮。

（4）脉络瘀阻证

证候：面色晦暗，消瘦乏力，胸中闷痛，肢体麻木或刺痛，夜间加重，唇紫，舌暗或有瘀斑，或舌下青筋紫暗怒张，苔薄白或少苔，脉弦或沉涩。

治法：活血通络。

方药：补阳还五汤加减。当归、川芎、黄芪、桃仁、红花、地龙、赤芍。

加减：肢体麻木，疼痛甚者加桑枝、桂枝；胸痛甚者加丹参、檀香；腰痛甚者，加牛膝、续断。

（5）湿热困脾证

证候：胸闷腹胀，头身困重，体型肥胖，四肢倦怠，小便黄赤，大便不爽，舌红苔黄，脉滑而数。

治法：健脾和胃，清热除湿。

方药：六君子汤加减。党参、白术、茯苓、甘草、半夏、陈皮、薏苡仁、砂仁、黄连、栀子、知母。

加减：小便黄赤者加黄柏；胸闷纳呆者加苍术、厚朴、藿香。

3. 糖尿病的其他治法

（1）饮食疗法：根据病人的辨证分型可给予药膳或代茶饮。常用的有降糖作用的中药有人参、党参、白术、玄参、仙灵脾、黄精、山药、生地黄、熟地黄、麦冬、知母、花粉、玉竹、何首乌、五味子、地骨皮、石斛、乌梅、丹参、田三七、黄连、玉米须、泽泻、苍术、薏仁米、葛根、枸杞、桑白皮等，可以根据病人的病因病机辨证使用。食物中宜多食麦麸、荞麦、苦瓜、南瓜、冬瓜、黄瓜、西红柿、豆类等，可增加饱腹感，能改善胰岛素分泌和糖代谢。

（2）运动疗法：保持一定量的活动，有助于热量的消耗，有氧运动如步行、慢跑、游泳和骑自行车都可有效提高胰岛素敏感性、减轻体重、降低血糖。1型糖尿病病人应避免进行高强度和长时间的运动。2型糖尿病病人还可进行强度低、频度大和持续时间较长的运动。健康状态差的糖尿病病人可以间歇进行运动，即运动与休息时间的比为1：1，如步行2分钟，休息2分钟，运动时间加起来为10～20分钟。糖尿病步行方案是通过步行速度和距离的递增来达到预期的目的。

（3）心理调节：强烈的情感如紧张、愤怒、心神不宁或沮丧等会导致血糖升高，因此糖尿病病人应有良好的心态，多参加一些社会活动以转移注意力。多了解糖尿病的相关知识，提高对糖尿病的认识，正视自己的病情，学会做情绪的主人，正确对待生活，从而缓解心理障碍。

（4）中药穴位贴敷：可采用足底穴位或脐部穴位贴敷。

（5）针刺疗法：针灸对糖尿病有一定疗效。主穴肺俞、脾俞、膈俞、足三里。阴虚热盛者，加鱼际、太渊、心俞、金津、玉液；气阴两虚者，加内庭、三阴交、胃俞；阴阳两虚者，加太溪、太冲、肝俞、肾俞。

（四）社区糖尿病病人的双向转诊

1. 转出　全科医生对危重症糖尿病病人进行急救后，应根据病情不同而合理地转往最近、适合的上级医院，以便进一步检查及治疗。社区糖尿病病人的转诊分为紧急转诊和一般转诊。

（1）紧急转诊：病人就诊时病情较重，超过了全科医生处理能力或社区卫生机构医疗资源，无法保证其安全，全科医生应向病人及家属说明病情，解释转诊的必要性，取得病人和家属的配合。

1）转诊指征：病人病情较重，出现①意识障碍、深大呼吸、呼出气有烂苹果味，考虑酮症酸中毒；②意识障碍、脱水、低血压，考虑糖尿病非酮症性高渗综合征；③有（或）意识障碍、饥饿感、四肢湿冷、心率增快、低血压，考虑低血糖症。

2）糖尿病危重症的处理：对糖尿病危重症病人，要在吸氧、监护和必要处理的前提下，以救护车转至上级医院的急诊科进一步诊治。糖尿病高渗综合征者积极降糖，低血糖病人应及时提高血糖水平。

（2）一般转诊：社区卫生机构需上级医院对病人病情重新做出诊断及治疗建议。转诊指征：①糖尿病症状及并发症症状明显或加重；②规律用药，随访 2 次，血糖控制不理想者；或以往血糖控制满意，本次出现难以控制的高血糖；③血糖控制差，或低血糖或高血糖，需严密监测血糖及调整用药；④在随访过程中，发现病人出现新的靶器官损害；⑤随访时发现病人虽规律用药，但出现难以解释的不良反应，调整用药，仍不能消除其不良反应；⑥妊娠和哺乳期妇女。

2. 转入　经上级医院诊治，病人诊断明确、治疗方案确定、病情平稳，转入社区卫生服务机构进一步治疗。转入后由社区医生对病人进行评估，分类管理。

（五）社区糖尿病管理流程

依据"中国糖尿病防治指南"，社区医生在接诊社区居民时应进行较全面的检查，包括空腹血糖、血压、血脂等，评估有无危险情况以明确是否需要转诊，不需转诊的病人则进一步分类管理。

1. 评估与分类

（1）既往未被确诊为糖尿病的病人

1）本次测定血糖值在正常范围。

2）本次测定血糖值高于正常，在 6.1～6.9mmol/L 之间。

（2）既往曾被其他医院确诊为糖尿病的病人

1）血糖控制理想：即空腹血糖<6.1mmol/L，非空腹血糖 4.4～8.0mmol/L，且血压<130/80mmHg，总胆固醇<4.5mmol/L。病人病情平稳，无药物不良反应；原有并发症没有进一步发展，无新的并发症出现。

2）血糖控制差：空腹血糖≥7.0mmol/L，非空腹血糖>10.0mmol/L，且血压>140/90mmHg，总胆固醇≥6.0mmol/L，无药物不良反应，原有并发症控制平稳，无新的并发症出现。

3）存在无法耐受的不良反应：不论病人血糖情况如何，出现了与目前降糖药相关的无法耐受的不良反应。

4）出现新的并发症或原有并发症加重。

（3）随访：1型糖尿病病人；2型糖尿病伴并发症或使用胰岛素治疗的病人。

2. 糖尿病的管理　　未患糖尿病的居民定期测量血糖；糖尿病高危人群应及时复查，必要时建议其到上级医院就诊以明确诊断；已确诊的糖尿病病人，纳入社区糖尿病分类管理。

（1）既往未被确诊为糖尿病的病人，本次血糖测定正常者，1年监测1次血糖，进行生活行为方式指导；本次血糖测定高于正常，但未达到糖尿病诊断标准者，改进生活方式，3个月后随访。空腹血糖≥7.0mmol/L，排除可能引起血糖升高的原因，3天后复查，仍高者转诊。

（2）既往被其他医院确诊为糖尿病的病人

1）血糖控制理想，无其他异常者，继续原方案治疗，同时监测血糖。

2）血糖控制不满意，无其他异常者：病人规律服药但无效果，调换不同类型的降糖药，2周时随访；患者规律服药，有一定疗效，但不满意者，调整剂量或加用其他类型的降糖药，2周时复查；病人未规律服药者，应分析原因，并督促病人及家属按医嘱执行，2周时随访。

3）存在无法耐受的不良反应者：调换不同类型的降糖药，2周时随访。

4）出现新的并发症或原有并发症加重者：转诊治疗，并在2周内随访。诊断明确，治疗后病情稳定者，转回社区卫生机构，归入糖尿病病例管理。

（3）随访和复查：糖尿病病人要定期进行全面体检，并学会血糖的自我监测。全科医生应对所辖社区的糖尿病病人进行定期随访、复查。一般1型糖尿病每3个月随访1次；2型糖尿病伴有1～2个并发症时定期复查血糖控制情况和脏器功能程度，如果病情稳定、血糖控制满意，每6个月随访1次。

随访和复查的内容包括：空腹和餐后血糖、肝肾功能、血脂、尿常规、尿微量白蛋白、电解质、X线胸片、心电图等。糖化血红蛋白能较稳定地反映采血前2～3个月内平均血糖控制水平，推荐每3个月复查1次，尿微量白蛋白是早期糖尿病肾病的筛查指标，1型糖尿病在明确诊断后5年开始监测，1次/年，2型糖尿病诊断后应每年监测1次。

妊娠期糖尿病或糖尿病并妊娠的妇女应更加严格监测，并定期随访产科医生，每周1次。直至分娩。

儿童糖尿病病人多为1型糖尿病，随访时除了解胰岛素治疗、饮食和运动治疗情况外，应指导病人或家属做好身高、体重、血压及生长发育情况的记录，病情稳定时2～3个月随访1次。

四、脑血管病

临床常见的脑血管病主要包括缺血性脑卒中和出血性脑卒中。缺血性脑卒中又称脑梗死，是指由于各种原因所致脑部血液供应障碍，导致脑组织缺血、缺氧性坏死，出现相应的神经功能缺损。依据脑梗死的发病机制和临床表现，通常将其分为脑血栓形成、脑栓塞和腔隙性脑梗死。出血性脑卒中是指非外伤性脑实质内出血，根据血液侵害部位的不同，又可分为脑出血和蛛网膜下腔出血。

（一）脑血管病的识别

1. 脑梗死

（1）临床特点

1）多数在静态下急性起病，动态起病者以心源性脑梗死多见，部分病例在发病前可有短暂性脑缺血发作。

2）病情多在几小时或几天内达到高峰，部分病人症状可进行性加重或波动。

3）临床表现决定脑梗死灶的大小和部位，主要为局灶性神经功能缺损的症状和体征，如偏瘫、偏身感觉障碍、失语、共济失调等，部分可有头痛、呕吐、昏迷等全脑症状。

（2）辅助检查

1）血液化验和心电图检查：包括血常规、血流变、血生化（血脂、血糖、肾功、离子），这些检查有利于发现脑梗死的危险因素，对鉴别诊断也有价值。

2）神经影像学检查：①头颅 CT、头颅 MRI 等检查方法，可以直观地显示梗死灶的范围、部位、血管分布、有无出血、陈旧和新鲜梗死灶等。②经颅多普勒超声（TCD）有助于判断颅内外血管狭窄或闭塞、血管痉挛、侧支循环建立程度。

3）其他：超声心动图检查，可发现心脏附壁血栓、心房黏液瘤和二尖瓣脱垂，对脑梗死不同类型间鉴别诊断有意义。腰穿检查，仅在无条件进行 CT 等影像学检查，临床又难以区别脑梗死与脑出血时进行。

2. 脑出血

（1）临床特点

1）多在动态下急性起病。

2）突发出现局灶性神经功能缺损症状，常伴有头痛、呕吐，可伴有血压增高、意识障碍和脑膜刺激征。

（2）辅助检查

1）血液检查：包括血常规、血液生化、凝血功能，外周白细胞可暂时升高，血糖和尿素氮水平也可暂时升高，凝血活酶时间和部分凝血活酶时间异常提示有凝血功能障碍。

2）神经影像学检查：①头颅 CT 扫描是诊断脑出血首选的重要方法，可清楚显示出血部位、出血量、血肿形态、占位效应、是否破入脑室或蛛网膜下腔以及血肿周围脑组织受损的情况。②MRI 和 MRA 检查对发现结构异常，明确脑出血的病因很有帮助；对检出脑干和小脑的出血灶、检测脑出血的演进过程优于 CT 扫描。

3）脑血管造影（DSA）：中青年非高血压性脑出血，或 CT、MRI 检查怀疑有血管异常时，行 DSA 检查，可清楚地显示异常血管及显示出造影剂外漏的破裂血管和部位。

3. 蛛网膜下腔出血

（1）临床特点：蛛网膜下腔出血的临床表现主要取决于出血量、出血部位、脑脊液循环受损程度等。

1）多在情绪激动或用力等情况下急骤起病。

2）突发剧烈头痛，持续不能缓解或进行性加重；多伴有恶心、呕吐；可有短暂的意识障碍及烦躁、谵妄等精神症状，少数出现癫痫发作。

3）脑膜刺激征明显，眼底可见玻璃膜下出血，少数可有局灶性神经功能缺损的征象，如轻偏瘫、失语、动眼神经麻痹等。

（2）辅助检查

1）头颅 CT 检查：是诊断蛛网膜下腔出血的首选方法，CT 显示蛛网膜下腔内高密度影可以确诊。

2）脑脊液检查：通常 CT 检查已确诊者，腰穿不作为临床常规检查。如果出血量少或发病超过 12 小时，CT 检查可无阳性发现，而临床可疑蛛网膜下腔出血者需要行腰穿检查脑脊液，检查时需注意防止脑疝。

3）脑血管影像学检查：有助于发现颅内的异常血管。①DSA 是诊断颅内动脉瘤最有价值的方法，条件具备、病情许可时应争取尽早行全脑 DSA 检查，以确定出血原因和决定治疗方法、判断预后。②MRI 和 MRA 主要用于有动脉瘤家族史或破裂先兆者的筛查，此法不能取代 DSA。③TCD 动态监测颅内主要动脉流速是及时发现脑血管痉挛倾向和痉挛程度的最灵敏的方法，可用于继发脑血管痉挛、脑缺血的监测。

（二）脑血管病的预防与治疗原则

1. 脑血管病的危险因素　脑血管病的危险因素分为不可干预和可干预两种：不可干预的危险因素包括性别、年龄、种族和遗传；可干预的危险因素又分为生理学危险因素如高血压、糖尿病、高脂血症、心脏病、高半胱氨酸血症等和行为学危险因素，如吸烟、酗酒、肥胖、抑郁等。

（1）高血压：高血压是脑出血和脑梗死最重要的危险因素；高血压的危险性是其导致脑血管发生脂质透明变性的结果，高盐饮食亦是通过高血压而发生作用。因此，有效地控制血压升高可减少脑中风的发生。

（2）糖尿病：糖尿病病人有内分泌、免疫以及糖、脂、蛋白质代谢紊乱；高血糖可引起微血管弥漫或局限性基膜增厚，进而阻塞管腔。

（3）高脂血症：高血脂可加重大动脉存在的硬化病变，使全身大、中、小血管均受累，导致远端小血管营养障碍、管壁变性、坏死及纤溶系统功能障碍，最终导致多部位脑梗死。

（4）心脏病：房颤是脑卒中的一个非常重要的危险因素，需积极采取合理的抗凝措施。其他类型心脏病如扩张型心肌病、瓣膜性心脏病、卵圆孔未闭等均增加了栓塞性卒中的风险，应针对病因积极处理原发病。

（5）高同型半胱氨酸血症：高同型半胱氨酸血症是脑梗死独立的危险因素，同型半胱氨酸在体内蓄积，从而促进血管平滑肌细胞增殖和引起血管内皮损伤，最终导致动脉硬化，出现血管性疾病。

（6）口服避孕药：口服避孕药者患缺血性脑血管病的几率比未服者高 5～8 倍，因为口服避孕药可破坏凝血系统血小板。因此，应尽量采用其他方法避孕。

（7）吸烟、酗酒：吸烟可使血流缓慢，并引起血管痉挛，而导致脑血管病，酗酒所致急性脑血管病的发病率为 65.3%。

（8）肥胖：肥胖是以上各因素（高血压、心脏病、糖尿病）的危险因素，自然可间接引起脑血管病。

2. 脑血管病的预防　对脑血管危险因素的早期发现和早期干预，是降低其发病的关键。血压水平<140/90mmHg 时可明显减少脑卒中的发生；有糖尿病和肾病的高血压病人，降压目标以<130/80mmHg 为宜；血糖控制在接近正常的水平，糖化血红蛋白应<6.5％，以减少微血管并发症及可能的大血管并发症；调脂以降低 LDL-C 为治疗的首要目标，目标值为<100mg/dl，具有多种危险因素的极高危病人应<70mg/dl；高同型半胱氨酸血症者，可联合应用叶酸与维生素 B_6 和维生素 B_{12} 治疗；戒烟限酒，合理膳食，控制体重，减少停止口服避孕药物、适当增加体育活动等。

3. 脑血管病的治疗原则　脑血管病的治疗原则为挽救生命、降低残疾、预防复发和提高生活质量。在一般内科支持治疗、防治并发症的基础上，采用溶栓治疗、抗血小板聚集治疗、细胞保护治疗、改善微循环、血管内介入治疗、外科手术治疗和康复治疗等具体措施。脑血管病急性期一般病情较重，应在有条件的上级医院进行治疗，病情稳定后可转入社区进行康复训练等治疗。

（三）社区脑血管病的中医药照顾

在社区常见的脑血管病中，脑梗死和脑出血多属于中医学"中风病"范畴。中医学认为，脏腑功能失调、气血虚弱是其发病基础；情志过极、劳倦内伤、饮食不节、用力过度或气候骤变等多为发病诱因；在此基础上，痰浊、瘀血内生，气血逆乱，直冲犯脑，导致脑脉痹阻或血溢脑脉之外为其基本病机。

1. 脑血管病的中医保健　中医药预防中风的原则是未病先防和既病防变。在一般性预防措施的基础上，重视中风先兆症状，并采用中药、针灸等预防性治疗措施，因人制宜，整体调节。此外，对于素有心悸、消渴、头痛等病症者应积极治疗，预防中风病的发生。

（1）一般性预防措施：慎起居、节饮食、避风寒、调情志等。饮食宜清淡，多食瓜果蔬菜，保持大便通畅，避免过食肥甘厚味及嗜烟酗酒；生活应规律，注意劳逸适度，坚持适量体育锻炼，如太极拳、散步、慢跑、游泳等；保持心情舒畅，情绪稳定，避免情志过极。

（2）中药及针灸预防：对于出现中风先兆的病人，应尽早采用中药、针灸等措施进行预防性治疗。当病人出现阵发性眩晕，发作性偏身麻木，短暂性言语謇涩，一过性偏身瘫软，瞬时性视歧昏瞀等主症时，考虑为中风先兆，应及时诊治，避免发展为中风。

2. 脑血管病的辨证论治　根据中华中医药学会发布的《中医内科常见病诊疗指南》，中风病辨证治疗时首当辨中经络和中脏腑，神清者为中经络，病位浅，病情相对较轻；神志不清者为中脏腑，病位深，病情较重。

本病的病程又可分为急性期、恢复期、后遗症期 3 个阶段，急性期指发病 2 周以内，神昏者可至 1 个月；恢复期指发病 2 周后或 1 个月至半年以内；后遗症期指发病半年以上。各期具有不同的病理特点，应按病期、分阶段进行辨证论治。社区治疗的重点为恢复期和后遗症期。

（1）急性期：中风急性期为危急重症，应立即采取综合方法进行抢救。对社区医务工作者而言，一方面要力争快速诊断，迅速转诊；另一方面，在用西医抢救方法的同时，也可根据证型采用醒脑开窍、回阳救逆等方法以加强救治力度。如辨证为阳闭者可予安宫牛黄丸，阴闭者可予苏合香丸，脱证者予参附汤合生脉散。

（2）恢复期

1）中药治疗：本阶段病人以虚实夹杂为主，常见以下证型。

①气虚血瘀证

证候：半身不遂，口舌歪斜，言语謇涩或不语，偏身麻木，气短乏力，自汗出，心悸便溏，手足肿胀，舌质暗淡，有齿痕，舌苔白腻，脉沉细。

病机：正气不足，血行不畅，瘀滞脑脉，阻滞经络。

治法：益气活血。

方药：补阳还五汤，药用黄芪、当归、桃仁、红花、赤芍、川芎、地龙等。

加减：口舌歪斜者，加白附子、全蝎、僵蚕等；言语不利者，加远志、石菖蒲、郁金等；肢体麻木者，加木瓜、伸筋草、桑枝等；心悸喘息者，加桂枝、炙甘草等；手足肿胀者，加茯苓、泽泻、防己等；下肢瘫软无力者，加桑寄生、川牛膝、川续断、杜仲等。

②阴虚风动证

证候：半身不遂，口舌歪斜，言语謇涩或不语，偏身麻木，眩晕耳鸣，手足心热，咽干口燥，舌质红而体瘦，少苔或无苔，脉弦细数。

病机：肝肾阴虚，阴不制阳，内风煽动，气血逆乱，上犯虚损之脑络。

治法：育阴息风，活血通络。

方药：镇肝熄风汤，药用怀牛膝、生赭石、生龙骨、生牡蛎、龟甲、白芍、玄参、天冬、川楝子、生麦芽、茵陈、甘草等。也可选育阴通络汤，药用生地黄、山茱萸、钩藤、天麻、丹参、白芍等。

加减：夹痰热者，加胆南星、鲜竹沥、川贝母等；头痛头晕者，加石决明、菊花等；心烦失眠者，加莲子心、夜交藤、酸枣仁等；咽干口燥者，加麦冬等。

③风痰阻络证

证候：半身不遂，口舌歪斜，言语謇涩或不语，偏身麻木，头晕目眩，痰多而黏，舌质暗淡，苔薄白或白腻，脉弦滑。

病机：肝风夹痰，窜扰经络，脑络痹阻，经脉不畅。

治法：化痰通络。

方药：化痰通络方，药用法半夏、白术、天麻、丹参、香附、胆南星、酒大黄等。

加减：头晕头痛者，加菊花、石决明、夏枯草等；痰多色黄者，加全瓜蒌、川贝母、天竺黄等；舌质紫暗或有瘀斑者，加桃仁、红花、赤芍等；舌苔黄腻者，加黄芩、栀子等。

2）针灸治疗：在中医经络理论的基础上，结合现代康复医学理论进行针灸治疗，可促进病人神经功能恢复，提高其生活质量。

治法：滋补肝肾，疏通经络。以手厥阴、督脉、足太阴经穴为主。

主穴：内关、三阴交、极泉、尺泽、委中。

配穴：风痰阻络者，加丰隆、合谷；气虚血瘀者，加足三里、气海、膈俞；阴虚风动者，加太溪、风池。上肢不遂者，加肩髃、曲池、手三里、合谷；下肢不遂者，加环跳、阳陵泉、阴陵泉、风市；口角歪斜或口舌歪斜者，加颊车、地仓；便秘者，加水道、归来、丰隆、支沟。

操作：内关用泻法；三阴交用提插补法；刺极泉时，避开动脉，直刺进针，用提插泻法，以病人上肢有麻胀和抽动感为度；尺泽、委中直刺，用提插泻法使肢体有抽动感。

3）推拿按摩：恢复期病人肢体多由弛缓状态转为痉挛状态，在康复训练的同时辅以推拿按摩治疗，对于增加全关节活动度、缓解疼痛、抑制痉挛，可起到很好的作用。

取穴：肩井、臂臑、曲池、外关、合谷、阳陵泉、风市、膝眼、解溪、丘墟、太冲。

手法：以点按、一指禅、指振法为主，宜轻柔、和缓，避免强刺激，同时对关节进行缓慢、有节律的被动活动；对其拮抗肌采用擦法、点按、弹拨、拿法等，以促进肌力恢复。

注意事项：避免对痉挛肌肉群进行强刺激；对各关节进行被动活动时，避免损伤关节及周围组织。

4）中药熏洗：具有温经活血、通络逐瘀的作用，直接作用在局部，可消除肿胀。

方药：复元通络液，药用红花、川乌、草乌、当归、川芎、桑枝。

用法：以上药物煎汤取 1000～2000ml，煎煮后趁热以其蒸气熏蒸病侧手部，待药液略温后，洗、敷肿胀的手部及病侧肢体。

（3）后遗症期：此期多数病人表现为气虚血瘀、阴虚风动或阴虚血瘀的证候，中药治疗可参考中风恢复期，辨证选用补阳还五汤、镇肝熄风汤、育阴通络方等加减。病久肝肾亏虚、肾阴不足者，治以滋补肝肾，选用六味地黄丸、金匮肾气丸或地黄饮子加减治疗。

此外，中医药对部分后遗症的治疗具有一定优势，如言语不利者，可辨证服用中药并配合针灸治疗。风痰阻络者，治以化痰通络，可予解语丹；肾精亏虚者，治以补肾填精，可予地黄饮子合解语丹。针灸治疗以祛风豁痰、通窍活络为法，常用穴位有内关、通里、廉泉、三阴交、哑门、风府、金津、玉液等。

总之，卒中后遗症期应加强康复训练，采取中药、针灸、推拿等综合治疗方法，促进语言和肢体功能的恢复，并注意改善病人认知功能、情感障碍和生活质量等，同时积极预防复发。

（四）社区脑血管病病人的双向转诊

1. 转出　可分为紧急转诊和一般转诊。

（1）紧急转诊：对怀疑急性脑血管病的病人或疑难病病人应及时转入上级医院进一步治疗，为病人赢得抢救治疗时机，最大限度地提高治愈率，减少致残和死亡。

1）转诊指征：①突然出现的面、上肢、下肢麻木或无力，特别是位于肢体一侧。可以是整个身体一侧（偏瘫），或单个上肢或下肢（单瘫）；②突然出现的说话或理解困难，如表达理解困难（失语）或言语含糊不清（构音障碍）；③突然出现的单或双眼视觉障碍；④突然或持续存在的眩晕（单纯眩晕也是许多非血管性疾病的常见症状，故应至少存在其他任一卒中症状）；⑤突然行走困难、步态笨拙、平衡或协调困难。如站立或行走时不稳，上肢或下肢不协调；⑥突然严重的不明原因的头痛，突然意识水平的下降。

2）转诊方法：采取必要的紧急处理措施，包括保持呼吸道通畅，防止窒息发生，呼吸困难者面罩或鼻导管吸氧，维持循环稳定。对发病在 6 小时以内高度怀疑缺血性脑卒中的病例，应尽可能快速、安全地转运到最近的有资质提供卒中治疗的医院，最好将病人转至能在到达后 1 小时内进行溶栓治疗的医院，除非此医院的急救车路程大于 30 分钟。

（2）一般转诊：①具有高血压、糖尿病、高脂血症等脑卒中危险因素，经社区多次治疗血压、血糖、血脂等仍不能控制达标者；②脑卒中后出现冠心病、心功能不全、尿蛋白等并发症的病人；③需要康复科进行专门康复治疗的病人；④与专科医师约定的其他转诊情况，如颈动脉狭窄需要外科手术或介入治疗者。

2. 转入　经由上级医院诊治，病人诊断明确、病情稳定后，转入社区医院或家庭病床进一步康复治疗。

（五）社区脑血管病管理流程

社区医务工作者通过建立及完善居民健康档案，掌握本社区人群脑血管病相关危险因素的分布情况，制定并组织实施本社区的脑血管病中西医结合防治计划，对社区人群进行评估、分类和管理。

1. 评估与分类　全科医师通过建立并完善健康档案、定期体检、门诊、随访等方式收集相关信息，对社区人群进行筛查和评估，及时发现脑血管病高危人群，将已确诊的脑血管病病人纳入病例管理。

2. 脑血管病的管理　根据筛查和评估结果，将社区人群划分为一般人群、高危人群和脑卒中病人。对所有人群进行健康教育和生活方式指导，对高危人群和脑卒中病人，根据不同风险层次分别采取相应的防治策略和干预措施。

（1）一般人群：开展社区健康教育，为其提供脑血管病防治的基本知识和技能，帮助其建立、保持良好的生活方式。全科中医师可在"治未病"的指导思想下，开展相应的中医养生教育。

（2）高危人群：指导并督促其采取合理膳食、戒烟限酒、规律运动等非药物治疗措施；对高血压、糖尿病、脂代谢异常等不同危险因素实行分类管理，规范化治疗；观察病人病情变化，及时调整用药，发现异常情况及时向病人提出预警。全科中医师可提供中医体质辨识服务，采用食疗、药膳、中药、针灸等方法帮助病人养生防病；对眩晕、消渴等病症及时辨证治疗。

（3）脑卒中病人

1）对社区新发病例，能快速识别早期卒中症状，正确处理并及时转诊。

2）对既往脑卒中病史病人，了解和记录病人专科诊治情况，督促病人完成医嘱要求，监测药物副反应及疾病合并症，严密观察病情变化，必要时及时再次转专科治疗。

3）对脑卒中后功能障碍进行评估，协助病人及家属制定个体化康复目标，综合运用中西医适宜技术进行康复训练，以巩固已取得的康复效果，进一步提高运动、交流功能及日常生活能力。全科中医师可采用针灸、按摩、拔罐、药浴等方法进行中医康复。

4）对脑卒中病人进行心理评估，引导其正确认识疾病，树立信心，必要时进行心理康复治疗。此外，家庭对病人的恢复起着非常重要的作用，应重视病人家属的健康教育及培训。

学习小结

1. 学习内容

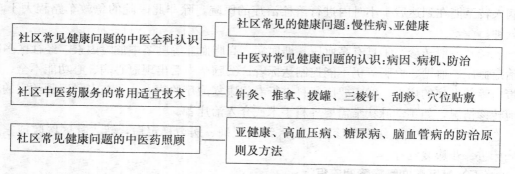

2. 学习方法

本章应结合临床实习，初步了解社区常见健康问题的种类及社区常用中医药适宜技术。通过亚健康、高血压病、糖尿病以及脑血管病的学习，掌握全科医学的理念、社区常见健康问题的管理流程及方法；并结合案例分析，加深对社区全科医疗实践的认识。

（唐启盛　陈泽林　苏润泽）

复习思考题

1. 中医对社区常见健康问题的认识是什么？
2. 社区常用的中医适宜技术有哪些？
3. 高血压病如何诊断和分级？
4. 脑血管病的常见危险因素有哪些？
5. 社区医生应如何进行糖尿病的管理？

主要参考书目

1. 姜建国.中医全科医学概论[M].北京：中国中医药出版社，2009.

2. 崔树起.全科医学概论[M].2版.北京：人民卫生出版社，2008.

3. 杨秉辉，祝墡珠.全科医学概论[M].3版.北京：人民卫生出版社，2008.

4. 胡俊峰，侯培森.当代健康教育与健康促进[M].北京：人民卫生出版社，2005.

5. 张其成.中国传统文化概论[M].北京：人民卫生出版社，2009.

6. 龚婕宁，宋为民.新编未病学[M].北京：人民卫生出版社，2005.

7. 王永炎.脑血管病[M].北京：人民卫生出版社，1983.

8. 贾建平.神经病学[M].6版.北京：人民卫生出版社，2009.

9. 周恒忠，夏晓萍.全科医学与社区卫生服务.北京：人民军医出版社，2010.

10. 北京市卫生局.常见慢性病社区综合防治管理手册脑卒中分册[M].北京：人民卫生出版社，2007.

11. 中华医学会神经病学分会.中国脑血管病防治指南[M].北京：人民卫生出版社，2005.

12. 北京脑血管病防治协会.脑血管病社区防治指南[M].北京：北京艺术与科学电子出版社，2007.

13. 中华中医药学会.中医内科常见病诊疗指南[M].北京：中国中医药出版社，2008.

14. 中国中医科学院.中医循证临床实践指南[M].北京：中国中医药出版社，2011.

15. 叶任高，陆再英.内科学[M].6版.北京：人民卫生出版社，2004.

16. 蔡光先，赵玉庸.中西医结合内科学.北京：中国中医药出版社，2005.

17. 方药中，邓铁涛，李克光，等.实用中医内科学[M].上海：上海科学技术出版社，1985.

18. 苏润泽.社区常见疾病预防与保健[M].北京：科学出版社，2011.

19. 中华医学会糖尿病学分会.中国糖尿病防治指南[M].北京：北京大学医学出版社，2004.

20. 北京市中医管理局，北京中医协会组织编写.北京地区中医常见病证诊疗常规[M].北京：中国中医药出版社，2007.

21. 陈灏珠.实用内科学[M].北京：人民卫生出版社，2005.

22. 金大鹏.全科医师实用手册.4版.北京：中央广播电视大学出版社，2009.

23. 祝墡珠，江孙芳.社区全科医师临床诊疗手册[M].上海：华东师范大学出版社，2010.

24. 周恒忠，夏晓萍.全科医学与社区卫生服务[M].北京：人民军医出版社，2010.

25. 王琦.中医治未病解读[M].北京：中国中医药出版社，2007.

26. 杨甲三. 针灸学[M]. 北京：人民卫生出版社，1989.
27. 石学敏. 针灸推拿学[M]. 北京：中国中医药出版社，1996.
28. 余海. 全科医学导论[M]. 成都：四川科学技术出版社，2001.
29. 梁万年. 全科医学概论[M]. 2版. 北京：人民卫生出版社，2011.
30. 王家骥. 全科医学基础[M]. 北京：科学出版社，2010.

教 材 书 目

序号	教材名称	主 编	主 审
1	大学语文（第2版）	李亚军	许敬生
2	中国医学史	梁永宣	李经纬
3	医古文（第2版）	沈澍农	
4	中医各家学说	朱邦贤	严世芸 鲁兆麟
5	中医基础理论（第2版）	高思华 王 键	李德新
6	中医诊断学（第2版）	陈家旭 邹小娟	季绍良 成肇智
7	中药学（第2版）	陈蔚文	高学敏
8	方剂学（第2版）	谢 鸣 周 然	王永炎 李 飞
9	内经讲义（第2版）	贺 娟 苏 颖	王庆其
10	伤寒论讲义（第2版）	李赛美 李宇航	梅国强
11	金匮要略讲义（第2版）	张 琦 林昌松	
12	温病学（第2版）	马 健 杨 宇	杨 进
13	医学统计学	史周华	
14	医用化学	武雪芬	
15	生物化学（第2版）	于英君	金国琴
16	正常人体解剖学	杨茂有	严振国
17	生理学（第2版）*	李国彰	
18	病理学	李澎涛 范英昌	
19	医学伦理学	张忠元	
20	医学心理学	孔军辉	
21	诊断学基础	成战鹰	
22	药理学（第2版）	廖端芳	
23	影像学	王芳军	
24	免疫学基础与病原生物学	关洪全 罗 晶	
25	组织学与胚胎学（第2版）	郭顺根	
26	针灸学（第2版）	梁繁荣 赵吉平	石学敏

151

续表

序号	教材名称	主编	主审
27	推拿学	房 敏 刘明军	严隽陶
28	中国传统文化	张其成	
29	中国古代哲学	李 俊	
30	医学文献检索	高巧林	
31	科技论文写作	李成文	郑玉玲
32	中医药科研思路与方法	刘 平	
33	康复疗法学	陈红霞	
34	中医养生康复学	郭海英 章文春	
35	中医临床经典概要	张再良	
36	医患沟通学基础	周桂桐	
37	循证医学	刘建平	
38	中医学导论	何裕民	
39	医学生物学	王明艳	
40	神经生理学	赵铁建	李国彰
41	中医妇科学（第2版）	罗颂平 谈 勇	夏桂成 欧阳惠卿
42	中医儿科学（第2版）	马 融 韩新民	
43	中医眼科学	段俊国	廖品正
44	中医骨伤科学	樊粤光 詹红生	
45	中医耳鼻咽喉科学	阮 岩	
46	中医急重症学	刘清泉	姜良铎
47	西医内科学	熊旭东	
48	西医外科学	王 广	李乃卿
49	中医内科学（第2版）	张伯礼 薛博瑜	
50	中医外科学（第2版）	陈红风	唐汉钧 艾儒棣
51	解剖生理学	邵水金 朱大诚	
52	中医学基础	何建成 潘 毅	
53	中成药学	阮时宝	
54	中药商品学（第2版）*	张贵君	
55	中药文献检索	张兰珍	
56	医药数理统计	李秀昌	

续表

序号	教 材 名 称	主 编	主 审
57	高等数学	杨　洁	
58	医药拉丁语	李　峰	
59	物理化学	张小华　夏厚林	
60	无机化学	刘幸平　吴巧凤	
61	分析化学	张　凌　李　锦	
62	仪器分析	尹　华　王新宏	
63	有机化学	吉卯祉　彭　松	江佩芬
64	药用植物学	熊耀康　严铸云	
65	中药药理学	陆　茵　张大方	
66	中药化学	石任兵	匡海学
67	中药药剂学	李范珠　李永吉	
68	中药炮制学	吴　皓　胡昌江	叶定江
69	中药鉴定学	王喜军	
70	中药分析学	蔡宝昌	
71	药事管理与法规	谢　明　田　侃	
72	药品市场营销学	汤少梁	申俊龙
73	临床中药学	王　建　张　冰	张廷模
74	制药工程	王　沛	
75	波谱解析	冯卫生	
76	针灸医籍选读	徐　平	李　鼎
77	小儿推拿学	廖品东	
78	经络腧穴学	沈雪勇　许能贵	李　鼎
79	神经病学	孙忠人	胡学强
80	实验针灸学	余曙光　徐　斌	朱　兵
81	推拿手法学（第2版）	王之虹	
82	刺法灸法学	方剑乔　王富春	石学敏　吴焕淦
83	推拿功法学	吕　明　金宏柱	
84	针灸治疗学	杜元灏　董　勤	石学敏
85	推拿治疗学（第2版）	宋柏林　于天源	罗才贵
86	生物力学	杨华元	

序号	教 材 名 称	主 编	主 审
87	骨伤科学基础	冷向阳	王和鸣
88	骨伤科影像学	尹志伟	
89	创伤急救学	童培建	
90	中医正骨学	黄桂成 王庆普	
91	中医筋伤学	马 勇	
92	骨伤内伤学	刘献祥	
93	中医骨病学	张 俐	
94	骨伤科手术学	黄 枫	
95	实验骨伤科学	王拥军	
96	中西医临床医学概论	施 红	杜 建
97	中西医全科医学导论	姜建国	王新陆
98	中西医结合外科学	谢建兴	
99	预防医学	王泓午	
100	急救医学	罗 翌	王一镗
101	中西医结合妇产科学	连 方 齐 聪	肖承悰
102	中西医结合儿科学	虞坚尔	时毓民
103	中西医结合传染病学	范昕建 黄象安	
104	健康管理	李晓淳	
105	社区康复	彭德忠	
106	正常人体学	张志雄 孙红梅	
107	医用化学与生物化学	金国琴	
108	疾病学基础	王 易 王亚贤	
109	护理学导论	杨巧菊	
110	护理学基础	马小琴	
111	健康评估	张雅丽 王瑞莉	
112	护士人文修养与沟通技术	张翠娣	
113	护理心理学	李丽萍	刘晓虹
114	中医护理学	孙秋华 孟繁洁	
115	内科护理学	徐桂华	
116	外科护理学	彭晓玲	

续表

序号	教 材 名 称	主 编	主 审
117	妇产科护理学	单伟颖	
118	儿科护理学	段红梅	申昆玲
119	急救护理学	许 虹	
120	传染病护理学	陈 璇	
121	精神科护理学	余雨枫	
122	护理管理学	胡艳宁	
123	社区护理学	张先庚	
124	康复护理学	陈锦秀	
125	局部解剖学	张跃明	
126	运动医学	褚立希	严隽陶
127	神经定位诊断学	张云云	
128	中国传统康复技能	苏友新 冯晓东	陈立典
129	康复医学概论	陈立典	
130	康复评定学	王诗忠 张 泓	陈立典
131	物理治疗学	金荣疆 张 宏	
132	作业治疗学	胡 军	
133	言语治疗学	万 萍	
134	临床康复学	唐 强 张安仁	
135	康复工程学	刘夕东	

注：教材名称右上角标有＊号者为我社"十一五"期间已出教材。